DES SOINS

A DONNER

A LA SANTÉ.

DES SOINS
A DONNER
A LA SANTÉ

HYGIÈNE.

PASSIONS.—INFLUENCES GÉNÉRALES.
HABITATION.—VÊTEMENTS.—PROPRETÉ, TOILETTE.
ALIMENTATION.—EXERCICE,
REPOS, SOMMEIL.—HABITUDES.

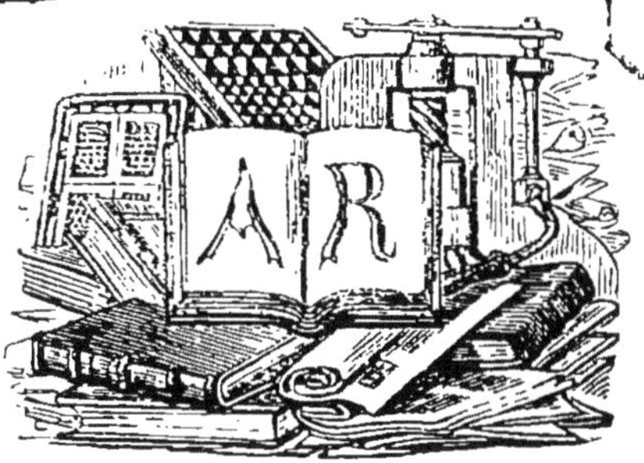

A PARIS,
DANS LES DÉPARTEMENTS ET A L'ÉTRANGER,
CHEZ TOUS LES LIBRAIRES.

1856

INTRODUCTION.

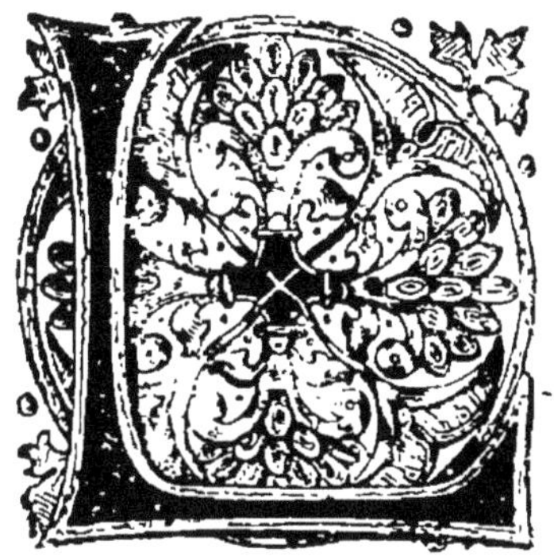

'HYGIÈNE est une science qui a pour objet de conserver la santé: elle envisage l'homme isolément et en société; elle étudie les substances dont il fait usage et apprécie leur influence sur sa constitution et sur ses organes.

Toutes les sciences étant sœurs, il est presque impossible d'en étudier une sans entrer dans le domaine des autres connaissances humaines. C'est ainsi que l'hygiène, qui touche d'un côté à la physiologie, de l'autre à la médecine proprement dite, et qui semble, au premier aspect, une science essentiellement physique, est obligée d'emprunter à la philosophie la plus abstraite la définition et l'explication des phénomènes qu'elle a pour but de constater. Obligés de nous renfermer dans un cadre étroit, nous n'établirons que deux grandes divisions principales, et nous donnerons succinctement les notions indispensables à chacun des sujets que nous sommes appelé à traiter.

Evidemment, l'homme se compose de deux substances: l'une immatérielle ou intellectuelle, qui le rapproche de la divinité; l'autre, matérielle ou physique, qui est la partie animale; toutes deux inséparables aussi longtemps que vit l'individu.

Il est effectivement impossible de concevoir l'être humain en ne l'envisageant que sous l'un de ces deux aspects : considéré sous le rapport intellectuel seulement, cette substance intactile qu'on appelle l'âme, l'intelligence, la vie, n'offre qu'une idée vague et subtile que l'esprit parvient difficilement à saisir; envisagé sous le côté purement matériel, le corps ne présente aux yeux qu'une forme sans expression, une masse inerte.

Cependant ces deux éléments sont parfaitement distincts; leur séparation momentanée s'opère même naturellement dans le sommeil, et on l'obtient plus complétement encore par des moyens artificiels, tels que l'état magnétique et l'éthérisation.

On comprend que deux principes si intimement liés, quoique de nature si diverse, doivent exercer l'un sur l'autre une influence considérable, et que les désordres qui se produisent chez chacun d'eux peuvent occasionner chez l'autre des perturbations plus ou moins profondes. Conduits ainsi à examiner l'homme sous cette double face, nous croyons conforme à la logique de nous occuper d'abord de la partie morale et intellectuelle, la principale, la plus importante sans doute, puisque c'est à elle qu'est confiée la conservation de l'être en général, et qu'enfin, son essence supérieure et ses destinées immortelles doivent la faire considérer comme étant en réalité l'homme même.

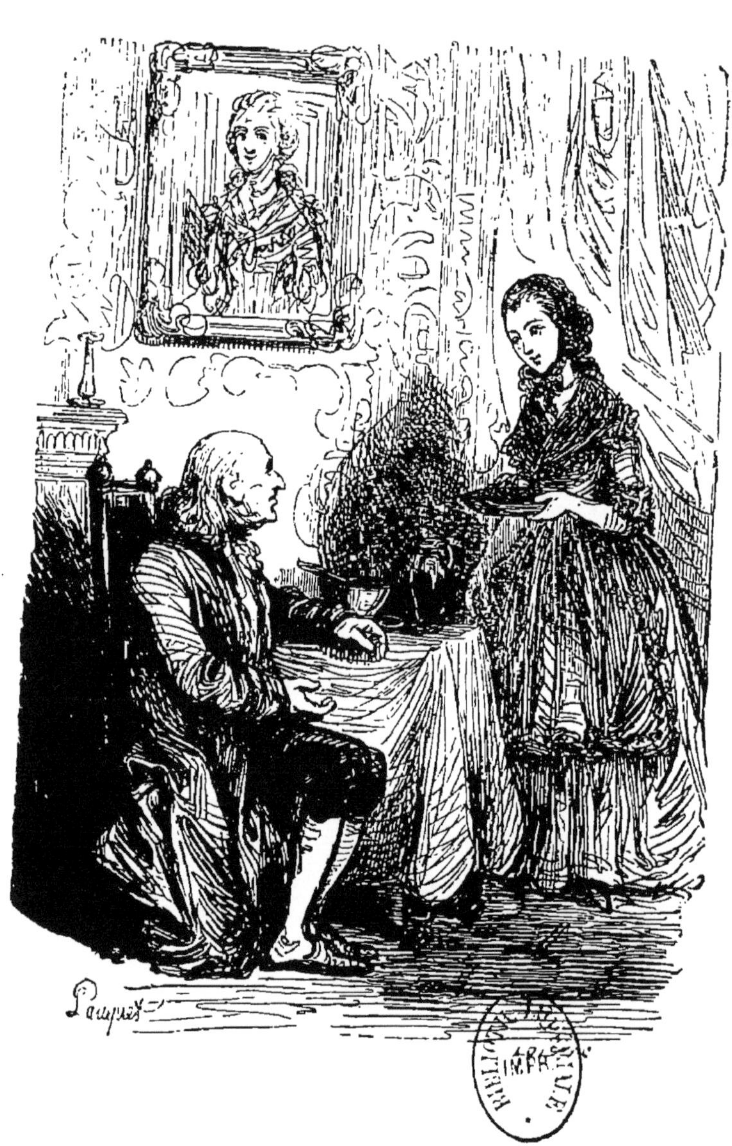

HYGIÈNE.

CHAPITRE PREMIER.

DES PASSIONS.

L'HOMME moral se résume tout entier dans cet être spirituel qu'on appelle l'âme, et dont il est impossible de donner une définition bien satisfaisante, comme de toutes les choses immatérielles dont nous avons conscience, mais que nous ne pouvons expliquer. Le siége de l'âme paraît être cette partie de la tête qu'on nomme le cerveau, où l'on sent en effet que s'accomplissent toutes les opérations intellectuelles qui dépendent du jugement, de la mémoire, de l'analyse, etc. — Un autre organe, d'une immense importance dans le mécanisme physique, et sur lequel les affections de l'âme ont un retentissement évident, c'est le cœur. Le double rôle que remplit ce viscère lui donne un intérêt tout particulier, car indépendamment de ses fonctions mécaniques, qui consistent à projeter le sang dans les artères et de là dans toutes les parties du corps, il a la propriété de ressentir et d'accuser les diverses impressions morales que l'individu est susceptible d'éprouver, et qui lui sont transmises par le cerveau, avec lequel il paraît être en relation directe. On pourrait dire qu'il matérialise ces impressions en les traduisant par une sorte d'épanouissement ou de contraction douloureuse, selon qu'il ressent des émotions agréables ou pénibles. C'est évidemment par l'intermédiaire de ces deux organes que l'intelligence ou l'âme se relie à la matière, c'est-à-dire au corps, et qu'ils exercent l'un sur l'autre une influence considérable, ainsi que nous nous proposons de le démontrer.

Que l'on n'attribue pas à un vain désir de faire une leçon de morale certains développements psychologiques dans lesquels nous allons entrer. Nous n'oublions pas que notre but spécial est d'indiquer les moyens de se préserver des maladies proprement dites; mais pour prévenir les maladies, il faut nécessairement remonter aux causes qui les font naître, et la santé de l'âme est si intimement liée à celle du corps que l'hygiène ne peut se dispenser, sans manquer son but, de faire une rapide excursion dans le domaine de la métaphysique.

On a souvent répété que les passions sont les maladies de l'âme; mais cette définition n'est exactement vraie qu'autant qu'on donne au mot *passion* son acception véritable, qui est l'exagération de quelque besoin naturel. Comme toutes les choses humaines, les passions, contenues dans certaines limites, sont bonnes en elles-mêmes et font l'office de stimulants nécessaires. L'homme sans passions serait réduit à un état de nullité difficile à concevoir, et auquel il n'est pas désirable d'atteindre. Ce qu'il faut souhaiter, c'est une force de caractère, une énergie de volonté, en un mot une somme de bon sens qui leur fasse équilibre, qui les maîtrise, les domine et leur imprime une direction vers un but utile. C'est la réunion de ces diverses qualités qui constitue les hommes vraiment supérieurs, que leurs travaux ou leurs bienfaits ont rendus chers à l'humanité.

Sous le nom de *péchés capitaux*, l'Église catholique a résumé avec une haute sagesse les principales passions qui envahissent le cœur de l'homme, et qui, portées à leur paroxysme, prennent le nom de vices. Les unes sont essentiellement matérielles et exclusivement inspirées par des besoins physiques exagérés : telles sont la *gourmandise*, la *luxure*, la *paresse* (car la paresse aussi est une passion) ; les autres sont du domaine de l'intelligence, comme l'*orgueil*, auquel se rattachent l'ambition, l'amour de la gloire et le désir de dominer; la *colère*, qui comprend l'envie et la haine ; l'*avarice*, qui désigne à la fois un désir insatiable de posséder et un amour immodéré des richesses acquises.

L'influence des passions sur la santé est énorme : on ne vit pas constamment sous l'empire d'une idée fixe, d'une espérance irréalisable, — car le désir s'accroît avec le succès, et réside, non dans l'objet convoité, mais dans l'individu même, — sans que cette surexcitation perpétuelle amène dans l'économie de graves désordres.

Les funestes effets des passions matérielles sont produits par la satisfaction même, bien que toujours imparfaite, qu'on trouve dans leurs brutales jouissances. Les indigestions, l'ivresse, les innombrables maladies qui résultent de l'intempérance sont le cortége lugubre de la gourmandise. L'énervement, une vieillesse prématurée, une foule de maux cruels et honteux menacent l'avenir des jeunes gens qui ne savent pas réprimer les mouvements désordonnés d'une nature libertine. Enfin l'obésité, l'ennui, sans compter la misère et tous les maux qu'elle traîne à sa suite, attendent l'indolent sybarite qui refuse de se soumettre à la grande loi du travail que Dieu a imposée à l'humanité.

Les passions intellectuelles, sans avoir des effets ni aussi directs ni aussi apparents, n'en jettent pas moins dans tout l'organisme de graves perturbations. Lorsqu'il y a dans l'économie un organe malade, c'est toujours sur lui que la passion va retentir. On connaît les ravages qu'exerce l'ambition sur les malheureux qu'elle tourmente. Qui n'a frémi de terreur et de dégoût en voyant un homme livré aux accès d'une violente colère ? Qui n'a plaint cent fois celui dont le cœur distille le poison de l'envie, ou qui consacre à la haine ce même cœur que Dieu nous a donné pour aimer? Enfin comprend-on l'existence de celui qui passe sa vie à accumuler des richesses dont il prive les autres sans en jouir lui-même?

Mais les désordres que les passions intellectuelles produisent chez les individus ne sont rien en comparaison des ravages qu'elles causent dans la société. Qu'est-ce que la vie et l'honneur des hommes aux yeux de l'ambitieux ? Tout lui sert de marchepied, les consciences et les cadavres. La réputation même la plus pure n'a-t-elle jamais été souillée par la bave envenimée de l'envie? L'avare fera mourir les hommes à la peine, pourvu qu'il grossisse son trésor. Le furieux, dans son emportement, immole parents et amis. — En hygiène sociale, les passions intellectuelles sont les plus funestes; elles sont aussi devant la morale et la religion les plus condamnables.

Ainsi que nous l'avons déjà dit et que nous aurons souvent à le faire remarquer, c'est l'excès en tout qui est funeste. Sous le point de vue moral où nous observons en ce moment la nature humaine, les passions sont l'exagération de certaines vertus ; renfermées dans de justes bornes, elles sont des stimulants utiles de l'âme et la maintiennent dans la voie que la Providence lui a tracée. L'orgueil et l'envie ne sont plus qu'un amour-propre et une noble émulation qui élèvent l'homme et lui font accomplir les grandes choses auxquelles il est destiné ; la colère n'est qu'une juste indignation contre la duplicité ou l'injustice ; l'avarice, une sage économie, une salutaire prévoyance conseillées par l'expérience et la raison. Les passions matérielles, causées par les besoins inhérents à notre nature, sont contenues dans la satisfaction modérée de ces besoins et ne procurent que des jouissances légitimes n'entraînant ni amertume ni regrets.

Comment douter de l'influence désastreuse qu'exercent les passions sur la santé, quand on voit les modifications profondes qu'elles font subir au physique ? Un observateur un peu attentif peut reconnaître par le seul examen de la physionomie quelles sont les passions dominantes d'un individu. Suppose-t-on qu'un sentiment impérieux, constant, qui décompose un visage, beau d'ailleurs, borne là ses ravages, et que cette contraction profonde, qui finit par changer les traits d'un homme, n'ait pas dû également dénaturer ses organes intérieurs ?

La plupart des maladies qui frappent l'espèce humaine ont les passions pour origine; c'est ainsi que s'explique la grande quantité de maux dont elle est affligée et qui sont inconnus aux animaux sauvages, car certaines espèces contractent en domesticité quelques-unes de nos infirmités morales. On a vu, et c'est là un exemple frappant de l'influence fatale des passions, des chiens périr de jalousie de se voir préférer par leur maître un nouveau venu. Que de fois la science a-t-elle échoué dans le traitement de maladies dont elle ignorait la véritable cause, et qui résistaient à tous ses efforts, parce qu'elle n'opérait que sur les organes! Comment, en effet, détruire un mal dont la cause ne cesse de produire ses effets meurtriers? Comment purifier le sang dont l'âcreté est entretenue par une passion ardente et inassouvie? C'est l'incendie qu'on s'efforce d'éteindre et qu'un malfaiteur caché vient sans cesse rallumer.

Lors même qu'un œil perspicace en a découvert la cause, le mal est loin d'être conjuré; la cure ne dépend pas de l'habileté du médecin, mais du malade lui-même qui trop souvent se complaît dans son état et repousse la guérison. C'est qu'il est plus facile de prendre des médicaments ou de se faire tirer quelques palettes de sang, que de bannir de sa pensée l'idée tenace qui y domine, lors même qu'on en éprouve de funestes conséquences. Il existe cependant, indépendamment des remèdes moraux que la religion nous enseigne, bien des moyens physiques de recouvrer la paix de l'âme et en même temps la santé que son trouble a compromise. Nous nous bornerons à en indiquer un seul, parce que celui-là s'applique indistinctement à tous les genres de passions, matérielles ou intellectuelles; parce que c'est un des plus puissants auxiliaires de la raison pour surmonter cette lâche et coupable apathie qui livre l'homme sans défense aux honteuses faiblesses des sens ou de l'imagination, et qu'il agit non moins puissamment sur le corps que sur l'esprit : cet antidote souverain, cette panacée, c'est le TRAVAIL.

De tous les moyens matériels que peut employer l'homme pour combattre ses passions, il n'en est aucun qui soit plus efficace en effet ni plus à sa portée. Tandis que l'oisif, concentré en lui-même, se forge des désirs, se crée des besoins dont la satisfaction est presque toujours au-dessus de ses forces, l'homme qui se livre à un travail utile tient éloignées de lui toutes ces causes de désordres, dont l'imagination est le siége. Aussi voit-on les gens vraiment laborieux exempts, pour la plupart, des honteuses faiblesses qui assiégent et persécutent les nonchalants amis de la paresse et de l'oisiveté.

Le travail est de deux natures : le travail physique, qui comprend les occupations manuelles et s'exécute par l'action à peu près exclusive du corps, et le travail intellectuel qui ne s'applique qu'aux productions de l'esprit. L'un et l'autre peuvent victorieusement s'opposer aux effets désastreux des passions ; mais le premier seul est véritablement hygiénique dans toute l'acception de ce mot. Nous y reviendrons avec plus de détail quand nous traiterons des effets salutaires du mouvement sur la santé en général.

CHAPITRE II.

INFLUENCES GÉNÉRALES.

Presque tous les objets qui nous environnent exercent sur nous une influence particulière. Parmi les corps célestes, le *soleil*, dont l'absence invite la nature animée au repos, a sur l'homme une action incontestable. C'est à cet astre que nous devons les changements de saisons et les variations atmosphériques, dont les effets sont si importants dans les soins à prendre pour conserver sa santé.

L'*électricité* joue également dans l'économie un rôle dont on est encore loin de connaître au juste l'étendue ; les personnes irritables et souffrantes sentent très-bien que leur état s'aggrave dans les temps orageux, où l'atmosphère est plus particulièrement chargée de ce fluide. Le phénomène de la foudre doit faire d'ailleurs l'objet de quelques prescriptions que nous noterons en passant. A l'approche d'un orage il est prudent de fermer les portes et les fenêtres, afin d'empêcher les courants d'air qui pourraient entraîner le fluide dans l'intérieur des habitations. Si l'on se trouve en pleine campagne, il ne faut pas, comme il arrive trop souvent, chercher un abri sous les arbres, que leur élévation expose à être foudroyés, ainsi que les clochers et les édifices élevés qui ne sont pas munis de paratonnerres. L'usage de sonner les cloches pendant l'orage occasionne de fréquents sinistres, et devrait être rigoureusement interdit par les autorités.

La *lumière* a sur tous les corps organisés, animaux ou plantes, une action considérable et toujours bienfaisante. Lorsqu'on soustrait des végétaux à l'action de la lumière pendant un temps prolongé, on observe bientôt la décoloration rapide de toutes leurs parties vertes et l'étiolement infaillible de la plante, qui se penche instinctivement vers les fermetures ou les cloisons qui lui interceptent l'accès du jour. Les animaux éprouvent de cette privation des effets non moins sensibles. Les ouvriers mineurs, que leur profession oblige à passer une partie de leur vie dans le sein de la terre, ressentent souvent d'une manière funeste les inconvénients de cette existence anormale. Il en est de même des personnes qui contractent l'habitude de veiller très-tard, soit pour leurs plaisirs, soit pour d'autres causes : obligées ensuite de prendre sur le jour le sommeil dont elles ont besoin, elles se privent des rayons fortifiants du soleil; il ne faut souvent pas chercher ailleurs la cause de tant d'affections qui affligent spécialement certaines classes de la société.

Enfin, les veilles prolongées, la lecture ou les travaux nocturnes qui exigent une grande application, exercent sur l'organe de la vue une influence toujours nuisible et souvent funeste. Quand on est obligé de travailler de nuit, il faut s'éclairer largement, afin de diminuer autant que possible les efforts qu'on est toujours obligé de faire pour suppléer à l'insuffisance des moyens artificiels que l'on emploie.

Il est à propos de prendre quelques précautions lorsqu'on s'expose aux rayons solaires pendant l'été, quand le soleil est dans toute sa force; il faut éviter d'offrir des des parties nues à son action directe; l'insolation peut déterminer des accidents graves et même des morts subites. On doit surtout garantir la tête en portant des coiffures légères, mais à larges bords, telles que des chapeaux de paille.

Chaleur.—Une autre action du soleil, c'est la chaleur, dont il est la source la plus énergique et la plus féconde. Celle qu'on produit artificiellement a aussi une grande importance en hygiène; nous en parlerons plus spécialement en traitant de l'habitation.

Les saisons et les climats sont dus à l'inégale distribution de la chaleur solaire sur la surface du globe. Un grand nombre de circonstances contribuent à faire varier la température terrestre : telles sont la situation géographique des contrées, l'élévation des terrains, la direction des chaînes de montagnes, l'abondance ou la rareté de la végétation, le voisinage des côtes, la présence des marais, etc., etc.

L'homme possède en lui-même une source de chaleur provenant de l'exercice régulier de ses fonctions; dans l'état de santé, le corps humain se maintient en tous temps à une température constante d'à peu près 33 degrés centigrades. Il a la faculté de supporter momentanément des températures très-diverses, puisque l'équipage d'un bâtiment qui vient de traverser l'équateur, ou le thermomètre indique parfois 50 degrés de chaleur, peut se rendre de là dans le voisinage des pôles, où le mercure s'abaisse d'un chiffre à peu près égal au-dessous de zéro. Cependant, de semblables transitions ont besoin d'être ménagées et ne s'effectuent pas toujours sans danger pour les individus.

La chaleur sèche accélère la circulation, provoque les sueurs, qui seules maintiennent l'équilibre entre la température extérieure et celle du corps humain; elle produit de l'agitation et du malaise. Le froid, quoique très-hygiénique, donne également lieu à de nombreux accidents lorsqu'il est excessif; outre qu'il expose à des saisissements dangereux, il suspend la circulation dans certaines parties du corps et peut en déterminer la congélation complète. Lorsqu'un accident de ce genre a lieu, il faut bien se garder de présenter le membre gelé à une chaleur artificielle intense : il faut y rappeler le sang et la vie en le frictionnant avec de la neige d'abord, puis en le plongeant dans de l'eau froide, dont on élève lentement et graduellement la température, afin d'opérer ainsi une douce et bienfaisante réaction.

Une règle générale en hygiène, et l'une des plus rigoureuses, c'est de se préserver avec le plus grand soin des changements brusques de température et de s'appliquer à maintenir le corps dans un état de chaleur aussi uniforme que possible. De savants auteurs ont attaché aux variations atmosphériques une telle influence sur la santé de l'homme qu'ils ont été jusqu'à leur attribuer formellement la détérioration du corps humain et à leur imputer l'origine de toutes les maladies dont il est affecté. Ce qui est hors de doute, c'est qu'on évite une foule de désordres physiologiques et qu'on prolonge son existence en s'entourant de quelques précautions dans le choix des vêtements et dans les conditions de l'habitation. Il faut surtout éviter l'impression de deux températures opposées, comme la nature nous en avertit d'ailleurs par la sensation désagréable qu'elles nous causent, et n'arriver à des extrêmes que par gradation et avec la plus grande prudence.

Air atmosphérique.—La couche d'air ou atmosphère, qui enveloppe notre globe s'étend en hauteur à environ 60 ou 80 kilomètres; elle est pesante, et exerce par conséquent sur nous une pression assez considérable; les êtres animés sont exactement, par rapport à l'atmosphère, comme seraient des animaux marins rampant sur le sol au fond de la mer. Cette pression n'est pas toujours uniforme; les vents, les orages, les variations de température lui font éprouver des différences de poids qui, bien que légères en réalité, sont cependant très-sensibles pour les êtres plongés dans ce fluide. On conçoit en effet que si cette pression, qui s'exerce sur un individu de moyenne stature avec un effort d'environ 15,000 kilogrammes [1], vient à augmenter ou à diminuer, il en résulte des phénomènes différents, dont le corps est péniblement affecté. C'est justement ce qui a lieu lorsqu'on se transporte à une très-grande hauteur, soit en gravissant des montagnes élevées, soit au moyen des aérostats; à mesure qu'on monte, les couches d'air, devenant moins nombreuses diminuent aussi de poids, et il se produit des effets fort remarquables : la res-

1 On comprendra sans peine que l'homme puisse supporter cette énorme charge, si l'on se rappelle la comparaison que nous avons faite plus haut des couches atmosphériques avec les eaux de la mer.

piration et le pouls s'accélèrent; la salive se tarit; des hémorrhagies surviennent par le nez et la bouche; on a des éblouissements, des vertiges, et l'on s'exposerait à une mort certaine si l'on prolongeait trop longtemps cette situation anormale. Un phénomène analogue a lieu, mais avec moins d'intensité, lorsque la grande chaleur a dilaté l'atmosphère : on éprouve un engourdissement et un malaise que chacun a ressentis par les temps orageux ; on dit alors que *l'air est lourd*; c'est tout le contraire de la vérité, mais l'expression est consacrée par l'usage.

La pureté de l'air est une condition indispensable à la santé de l'homme, et la plupart des maladies reconnaissent pour principe son altération soit par des exhalaisons délétères provenant des lieux bas et marécageux, et surtout du mélange des eaux de la mer avec les eaux douces, soit du voisinage de quelque foyer d'infection naturel ou industriel, soit de la réunion d'un grand nombre de personnes dans un étroit espace, soit enfin de mauvaises conditions d'habitation. Ajoutons, pour terminer nos rapides observations sur ce sujet, que l'air des *grandes* villes est toujours vicié par suite d'une trop grande concentration de la population sur un même point, ainsi que par certaines industries qui répandent dans l'atmosphère des émanations pernicieuses.

Eaux.—Cet article n'est guère que la continuation du précédent, car c'est à l'état gazeux que nous envisageons actuellement l'eau, nous réservant de traiter plus amplement, dans le chapitre de l'alimentation, des diverses qualités de cet important liquide qui occupe à lui seul les deux tiers de la surface du globe.

L'eau à l'état de vapeur existant toujours dans l'atmosphère en quantité variable, nous en absorbons continuellement par la respiration. Lorsqu'elle est pure, elle n'a aucun effet nuisible sur nos organes ; elle peut être au contraire très-malfaisante si elle se charge de certaines exhalaisons pestilentielles. C'est ce qui a lieu pour les vapeurs qui s'élèvent des marais et des eaux stagnantes, où la chaleur décompose un grand nombre de matières organiques. C'est à ces émanations délétères que sont dues les fièvres dites *paludéennes* qui désolent des contrées entières en Italie, en Corse, et même quelques localités heureusement très-restreintes de la France.

Les vapeurs qui s'élèvent de la pleine mer sont imprégnées de sel ; elles paraissent favorables aux constitutions faibles et aux tempéraments lymphatiques. Elles semblent en outre offrir un préservatif contre beaucoup d'épidémies qui ravagent les continents et les côtes, et dont les vaisseaux stationnant à une assez faible distance du rivage ne sont pas atteints. Les bains de mer ont une action fortifiante incontestée.

Il est prudent de se défier des brouillards qui épaississent l'atmosphère pendant certains mois de l'année. Les personnes débiles et souffrantes surtout devront s'abstenir de les respirer trop abondamment.

Est-il nécessaire d'ajouter qu'il faut se garantir de la pluie autant que possible? si l'on n'a pu l'éviter pendant un certain temps, on ne doit s'arrêter que lorsqu'on est à même de changer de vêtements. Il serait de la plus haute imprudence, quelque temps qu'il fît d'ailleurs, de laisser sécher sur soi des habits mouillés.

Enfin si l'état hygrométrique d'un lieu, c'est à dire l'humidité répandue dans l'air, était tout à fait contraire à la constitution d'une personne, il faudrait à tout prix changer de résidence, car la science est impuissante à guérir une affection provenant d'une telle origine, et dont la cause toujours subsistante rendrait stériles les soins et les remèdes que le médecin pourrait prescrire afin d'en conjurer les effets.

Avant d'entrer plus avant dans l'examen des conditions les plus favorables au développement et au jeu naturel et régulier des organes, nous devons dire quelques mots sur l'application des principes que nous allons exposer. Il ne faut pas confondre l'observation sage et mesurée des préceptes de l'hygiène avec les précautions méticuleuses que s'imposent certaines gens et qui font le malheur de leur vie : la première n'est que l'inspiration de la prudence et de la raison; l'autre est l'indice de la faiblesse et de la pusillanimité. Il faut bien se persuader qu'il n'y a nul mérite à braver témérairement la nature, qui inspire instinctivement à tous les êtres le soin de leur conservation; nulle gloire à s'exposer, sans profit pour personne, à des maux cruels dont la conséquence est presque toujours l'affaiblissement moral de l'individu. L'hygiène laisse du reste à chacun la plus grande latitude pour suivre ses goûts et agir suivant ses moyens. Elle recommande la propreté et l'assainissement des habitations, mais elle n'en prescrit nullement la somptuosité; elle indique le choix le plus convenable à faire des vêtements selon la latitude ou les saisons, mais elle donne toute liberté sur la finesse des étoffes ou le caprice des formes; elle fait connaître les propriétés et la nature des aliments, désigne à chacun ceux qui conviennent le mieux à son tempérament et ceux dont il doit s'interdire l'usage, mais elle ne fixe aucune limite à l'appétit réel ni aucune règle au goût. Elle se borne à eriger la modération en toute chose, et il y a certainement plus de sagesse à s'abstenir qu'à se livrer sans réserve à de brutales satisfactions. De plus,—et c'est une remarque que nous croyons d'un haut intérêt, parce qu'elle semble attester une intention providentielle, — ses prescriptions s'accordent beaucoup mieux avec les habitudes simples des personnes jouissant d'une modeste aisance qu'avec les obligations imposées par une grande fortune. Elle est également opposée à la misère et à l'opulence; là encore, comme en mille autre choses, les vrais avantages sont du côté de la médiocrité.

CHAPITRE III.

HABITATION.

Lorsqu'on peut choisir à son gré l'emplacement de son habitation, on doit rechercher une position médiocrement élevée, s'assurer que les environs ne sont pas infectés par des eaux stagnantes ou des fabriques insalubres, que l'air y est pur et modérément vif. On préférera généralement l'exposition du midi ou du levant à celle du nord ou du couchant, comme étant plus saine; dans nos contrées le vent d'ouest est humide et chargé de vapeurs. Il va sans dire que le séjour de la campagne est toujours préférable à celui des villes, et que le voisinage de la mer offre, presque partout, les garanties de salubrité désirables.

Malheureusement la plupart des personnes ne peuvent choisir elles-mêmes leur résidence, et sont obligées de demeurer aux lieux où les attachent leurs occupations.

Mais il n'est point de localité dont on ne puisse, par quelques soins, atténuer les inconvénients quand il est complétement impossible de s'y soustraire.

Dans les villes, et surtout à Paris, où l'agglomération de la population oblige les familles à s'entasser dans le plus étroit espace possible, les personnes désireuses de conserver leur santé doivent apporter toute leur attention dans le choix d'un logement. Attachez-vous surtout à n'occuper que des lieux bien éclairés, bien aérés, donnant, autant que possible, sur une place, une grande cour, ou, mieux encore, sur des jardins, ce qui devient malheureusement plus rare de jour en jour; recherchez les logements visités par le soleil ; mieux vaut subir l'intensité de ses rayons que d'en être constamment privé. Les logements un peu élevés offrent, à Paris, des conditions plus favorables d'air et de lumière que les étages inférieurs, et surtout que les rez-de-chaussée, qui sont toujours froids et humides.

Fuyez les appartements bas de plafond, où l'air vicié, qui tend toujours à s'élever, se trouve arrêté à la hauteur de la bouche et se présente sans cesse à la respiration pour laquelle il est impropre. Évitez avec le plus grand soin le voisinage des plombs ; l'odorat peut finir par s'émousser sur leurs fétides émanations, mais elles n'en conservent pas moins leur action délétère. Des familles entières se sont étiolées et ont vu périr successiment plusieurs de leurs membres avant qu'on songeât à chercher la cause de cette lente consomption dans un plomb trop rapproché ou dans un conduit de fosse d'aisances endommagé.

Aux habitants des campagnes, à qui ces conseils s'adressent également, nous dirons : Eloignez de votre voisinage ces fumiers malsains, ces eaux croupissantes qui obstruent et déparent trop souvent les abords d'une demeure champêtre, dont la propreté fait toujours le principal ornement. Persuadez-vous bien qu'une grande partie des maladies auxquelles succombent vos femmes, vos enfants et qui vous emportent vous-mêmes dans toute la vigueur de l'âge, n'ont pas d'autres causes que la viciation de l'air par des foyers permanents d'infection. Les infortunés que décime cette influence secrète, cette *malaria* inconnue, accusent, dans leur ignorante crédulité, des êtres malfaisants, des sorciers de jeter sur leur maison des maléfices, *des sorts*, alors qu'ils devraient s'en prendre seulement à leur indifférence et à leur inertie. Que coûterait-il de porter ces immondices dans un lieu écarté, et de consacrer les alentours de sa demeure à la culture de quelques fleurs sur lesquelles la vue aimerait à se reposer? Si nous croyions que notre faible voix pût être entendue, nous inviterions les curés, les maires, les instituteurs, enfin toutes les personnes à qui leur éducation, leur titre ou leur position sociale attirent quelque considération, à en user souvent pour faire entendre aux paysans ces prescriptions élémentaires de l'hygiène.

Dans la plupart des habitations rustiques, le plancher est formé avec de la terre battue, comme le sol d'une aire. Ce procédé primitif offre de graves inconvénients : outre que son contact immédiat expose le corps à tous les dangers de l'humidité, la terre, à cause de son peu de résistance, présente bientôt des inégalités qui retiennent les eaux ménagères et les immondices. Faites faire un simple carrelage, ou, mieux encore, un parquet qui rendra les soins de propreté plus faciles et le séjour plus agréable et plus sain; blanchissez vos murs au lait de chaux au moins une fois par an, et vous aurez ainsi non-seulement rendu votre habitation plus salubre, mais vous lui aurez donné un air de fraîcheur et de gaieté qui ne sera pas sans influence sur vos dispositions morales, et qui servira par conséquent à augmenter votre bien-être général.

Il n'est personne qui n'ait ressenti les inconvénients de l'accumulation d'un trop grand nombre d'individus dans un lieu fermé, et la gêne qu'en éprouve la respiration. Cet effet est produit par le gaz acide carbonique qui naît de la combustion de l'oxygène dans nos poumons et dont nous exhalons une certaine quantité à chaque expiration. Ce gaz est tout à fait impropre à l'entretien de la vie et doué de propriétés délétères qui commencent à être appréciables lorsque l'air qu'on respire en contient quelques millièmes. Il est facile de comprendre après cela combien il est important d'habiter un local bien aéré, dont les pièces ne soient pas trop exiguës.

On se plaint communément, surtout en hiver, que les fenêtres et les portes joignent mal et laissent subsister des fissures par où pénètre l'air extérieur; on boucherait volontiers hermétiquement tous les interstices s'il était possible, et l'on ignore que si l'on réussissait au gré de ses vœux, on procéderait littéralement à un suicide par asphyxie. C'est effectivement le résultat qui se produirait dans nos demeures si l'air extérieur ne venait y renouveler celui que nous avons vicié en le dépouillant de son oxygène; car la quantité d'air qu'un adulte consomme en vingt-quatre heures remplirait une capacité cubique d'environ cinq mètres de côté, et un homme enfermé dans cet espace y succomberait infailliblement longtemps avant ce terme, au milieu de l'air qu'il aurait corrompu.

La respiration humaine n'est pas seule à développer du gaz acide carbonique; tous les êtres vivants, les plantes, les fleurs, les fruits, toutes les substances qui sont susceptibles de s'altérer, de fermenter, de subir une transformation quelconque, en dégagent abondamment; toute combustion en produit et ne s'opère d'ailleurs qu'aux dépens de l'oxygène qui nous est destiné, si l'on n'a pas soin de lui fournir un courant d'air suffisant. Est-il besoin d'ajouter que les salles de spectacle, les bals, enfin tous les lieux de réunion où s'entassent une foule de personnes, où les lumières et les parfums contribuent encore à altérer la pureté de l'air, sont des plus dangereux pour la santé, comme l'attestent d'ailleurs les nombreuses syncopes qu'on y remarque presque toujours?

Ne vous enfermez jamais dans de petites pièces, surtout pour la nuit; si votre chambre à coucher a des dimensions très-restreintes, laissez-en la porte ouverte en ayant soin d'étendre un rideau devant l'embrasure pour intercepter le courant d'air qui pourrait troubler votre sommeil. Quelle qu'en soit du reste la grandeur, renouvelez-en l'air très-souvent; n'en faites jamais, autant que possible, ni une salle à manger ni un atelier; éloignez-en toutes les odeurs, bonnes ou mauvaises; les parfums, les fleurs, dont quelques personnes font usage sous prétexte de purifier l'air, produisent un effet opposé: elles le vicient. Le meilleur moyen de purifier l'atmosphère d'un appartement, c'est d'ouvrir fréquemment les portes et les fenêtres et d'y faire pénétrer largement l'air et le soleil.

Gardez-vous surtout d'y établir votre garde-manger ou d'y laisser séjourner des matières alimentaires sujettes à se décomposer; outre qu'elles contribuent à altérer l'air par le travail plus ou moins lent de la fermentation et les vapeurs qui s'en dégagent, elles sont un appât séduisant pour une foule d'insectes, qu'il faut toujours éviter d'attirer à soi au double point de vue de la propreté et de la santé.

Un excellent moyen de renouveler l'air d'une pièce où l'on a longtemps séjourné, c'est,—la porte ou la croisée étant entr'ouverte,—de faire flamber la cheminée ; le tirage entraîne bientôt tout l'air que contient la chambre et force l'air extérieur à venir occuper sa place. Nous avouons que, sous le rapport de la salubrité, nous voyons avec quelque crainte les tentatives faites pour introduire de nouveaux procédés de chauffage par l'hydrogène qui tendraient à supprimer la cheminée, cette vieille amie qui contribue plus qu'on ne croit à l'assainissement de nos demeures. Un appartement hermétiquement clos et dans lequel on ferait du feu par un moyen quelconque serait, au bout de peu d'heures, inhabitable.

Les poêles procurent à peu près les mêmes avantages que la cheminée, ils développent plus de chaleur; mais lorsqu'ils sont en métal, et qu'il présentent un long développement de tuyaux, ils absorbent l'oxygène de l'air, qu'ils dessèchent d'ailleurs outre mesure, et sont loin d'offrir du côté de l'hygiène toutes les conditions désirables. On ne remédie qu'imparfaitement à ces inconvénients en plaçant sur le poêle un vase contenant de l'eau, dont l'évaporation humecte l'atmosphère. Les cheminées à la prussienne ont le désavantage très-grave de répandre dans l'appartement une grande partie des gaz produits par la combustion, toujours dangereux à respirer. L'usage des clefs qu'on met aux tuyaux afin d'intercepter le courant d'air devrait être à jamais proscrit par le même motif, et nous recommandons formellement de ne les fermer dans aucun cas, à plus forte raison lorsqu'on fait usage de charbon comme combustible.

La chaleur produite par le chauffage ne doit jamais dépasser + 14 à 15 degrés du thermomètre centigrade, ni descendre au-dessous de + 10 degrés. En dehors de ces chiffres, la température est trop élevée ou trop basse, deux inconvénients qu'il faut également éviter.

Les appareils qui servent à l'éclairage ne sont pas non plus sans action sur la santé. Il faut employer de préférence ceux qui donnent une clarté brillante et fixe, d'abord parce qu'ils fatiguent moins la vue, ensuite parce qu'ils ne chargent pas l'atmosphère des résidus d'une combustion imparfaite. Utilisez toujours complétement la lumière du jour et n'usez que le moins possible de l'éclairage artificiel; mais lorsque vous y serez contraints, éclairez-vous largement, tant dans l'intérêt de vos yeux que dans celui de vos travaux. Repoussez tous ces appareils fumeux qui empestent l'air et ne vous procurent qu'une clarté douteuse; grâce aux progrès de l'industrie, la lampe ne laisse plus rien à désirer, et la bougie est livrée à un prix si modique qu'on n'à plus de raison sérieuse pour se servir plus longtemps de l'incommode et malpropre chandelle.

Nous regrettons que le cadre qui nous est tracé ne nous permette pas d'entrer dans quelques développements sur les meubles et autres objets qui sont dans les ménages d'un usage journalier. Il en est un cependant que nous ne pouvons passer sous silence à cause de son importance et de l'influence qu'il peut avoir sur la santé : c'est le lit. Choisissez sa place dans l'endroit le plus sain de votre logement, en tenant plutôt compte des conditions de salubrité que des raisons de convenance et d'élégance; adossez-le à des cloisons en planches ou en plâtre, de préférence à des murs froids et humides; ménagez tout à l'entour une ruelle aussi spacieuse que possible. Ayez des rideaux comme ornement, si vous le jugez convenable, mais ne vous en servez pas comme d'un rempart contre le jour et contre l'air. Faites rebattre fréquemment vos matelas et exposez-les le plus fréquemment possible au soleil, afin de les dépouiller de toute humidité malfaisante. Ne couchez pas sur la plume; bannissez les édredons, qui développent une chaleur énervante et nuisible, ou tout au moins réservez-les pour la vieillesse et pour certaines maladies. Le crin est plus hygiénique que la laine, et les personnes qui en ont pris l'habitude ne s'aperçoivent pas de sa dureté. Ce sont surtout les enfants qu'il faut garantir des perfides attraits d'un lit trop mou, qui leur fait contracter de bonne heure des habitudes de paresse et de sensualité. Enfin, et pour terminer par une prescription qui domine toutes les autres, que la plus minutieuse propreté préside à tout ce qui concerne votre coucher.

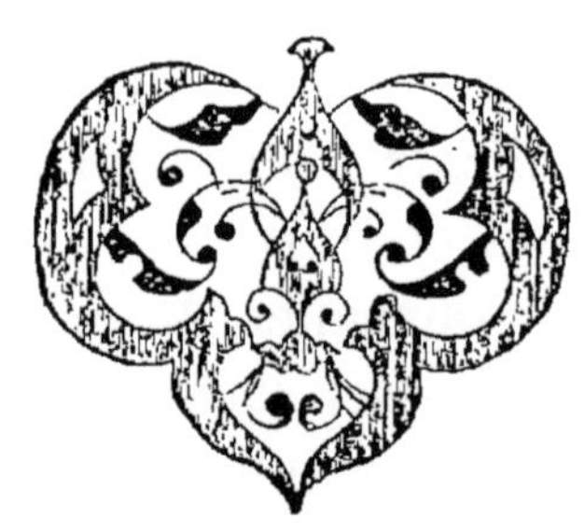

CHAPITRE IV.

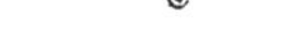

VÊTEMENT.

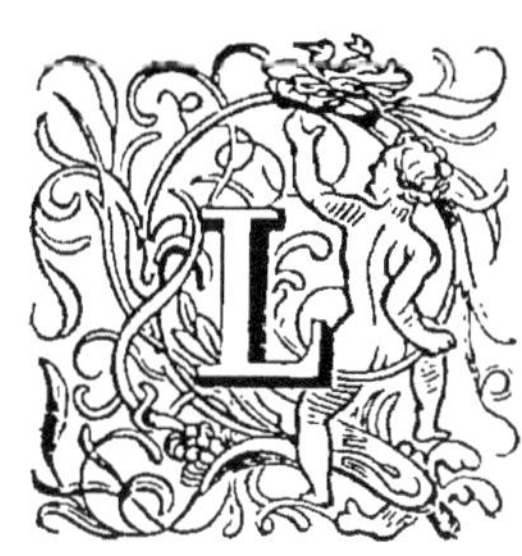

L'UN des préceptes les plus formels de l'hygiène pour la conservation de la santé, c'est celui qui prescrit de maintenir le corps à une température toujours constante, ou, tout au moins, de ne passer d'une température à une autre que par une transition ménagée avec soin. Dans nos climats, où les variations atmosphériques sont si fréquentes, et où les saisons diffèrent entre elles de quarante degrés, les conditions du vêtement, qui seul peut conjurer l'effet de ces changements meurtriers, ont une importance immense et méritent la plus grande attention.

Les vêtements sont composés de diverses substances douées de qualités différentes et qu'on ne doit pas employer indistinctement; il est donc utile de les considérer séparément.

Le lin et le chanvre sont bons conducteurs du calorique, c'est-à-dire qu'ils transmettent à l'air extérieur la chaleur propre du corps qu'ils recouvrent; par conséquent, ils favorisent son refroidissement. Il est bon de les choisir pour l'instant de l'année où la température est très-élevée et où l'on n'éprouve le besoin d'être couvert que par décence et pour se garantir de l'action du soleil.

Le coton, moins bon conducteur que les précédents, et par cette raison plus propre à retenir la chaleur, a en outre l'avantage de s'imprégner facilement de la transpiration, qu'il favorise d'ailleurs par son action légèrement excitante sur la peau; son usage est utile surtout dans les saisons intermédiaire, comme le printemps et l'automne, pour les vêtements extérieurs; on se trouvera bien de l'employer en toute saison comme linge de corps.

La laine, plus mauvais conducteur encore que le coton, concentre très-bien la chaleur et doit servir exclusivement à la préparation des vêtements d'hiver. Elle jouit surtout au plus haut degré de cette propriété quand elle est largement tissée et que les étoffes qu'elle compose sont épaisses et velues. Lorsqu'elle est appliquée directement sur la peau elle produit par le frottement une irritation assez vive, qui a souvent de bons effets et qui ne se manifeste d'ailleurs que dans les premiers jours de son emploi.

Nous ne croyons pas devoir nous occuper particulièrement de la soie, dont les propriétés sont analogues à celles de la laine, mais dont l'usage a été borné jusqu'à ce jour à la satisfaction d'un luxe tout extérieur, et que nous considérons, par ce motif, comme en dehors de notre sujet.

La couleur a aussi une sensible influence sur la conductibilité des tissus; les étoffes noires absorbent bien plus vite la chaleur que les étoffes blanches ; il en résulte que cette dernière couleur devrait être préférée en toutes saisons dans la théorie de l'habillement, puisqu'elle concentre mieux la chaleur en hiver et réfracte plus complétement les rayons solaires pendant l'été. Mais d'autres considérations, certainement moins sérieuses, et pour la plupart de fantaisie, font donner la préférence aux vêtements noirs, qui sont presque universellement adoptés.

Nous venons de dire qu'on devrait préférer, surtout en hiver, le linge de coton, qui tient plus chaud que la toile, et qui a de plus la propriété d'absorber la sueur. Il existe une étoffe de laine qui réunit ce double avantage au plus haut degré, et qui, dans de nombreuses circonstances, est d'une grande utilité : c'est la flanelle. Toutes les personnes d'une constitution faible, sujette aux indispositions subites, aux refroidissements, aux rhumes, celles qui sont menacées ou atteintes d'affection de poitrine, de rhumatismes, etc., se trouveront bien de l'emploi de la flanelle ; seulement on ne doit en interrompre l'usage, à l'approche des chaleurs de l'été, qu'avec beaucoup de prudence et en la remplaçant par un vêtement chaud pendant les premiers jours.

Nous ne saurions trop le répéter, l'observation des changements de température pour la composition du vêtement est d'une rigoureuse nécessité, et l'on s'expose aux plus dangereuses maladies et même à une mort prématurée, par trop de négligence à se garantir contre l'invasion du froid et des brumes de l'hiver. Ne vous préoccupez pas d'ailleurs du moment de l'année où vous êtes; ne consultez pas votre calendrier pour savoir quels vêtements vous devez porter; consultez l'état de l'atmosphère et vos propres impressions, qui ne vous trompent jamais. Laissez de jeunes fous s'obstiner à mettre un pantalon blanc le jour de Pâques, alors que le thermomètre vacille encore aux environs de zéro, et habillez-vous de laine à la Saint-Jean si vous éprouvez le besoin de vous garantir des atteintes d'un froid tardif. En règle générale, on ne risque rien à se tenir un peu chaudement en toute saison; on s'expose au contraire beaucoup en restant trop peu couvert.

Les vêtements, quelle que soit la partie du corps qu'ils recouvrent, doivent être souples, aisés, et laisser aux mouvements toute leur liberté. Une constriction partielle est surtout à craindre; les cravates, les cols trop serrés prédisposent aux congestions cérébrales; les boucles des pantalons et des gilets peuvent, en comprimant le ventre et l'estomac, occasionner des accidents de même nature. Il n'est pas jusqu'aux jarretières dont la ligature peut faire naître des varices aux jambes. Quant aux chaussures trop étroites, les avertissements qu'on en reçoit sont assez directs pour qu'on sache à quoi s'en tenir.

Nous ne reviendrons pas pour la millième fois sur les inconvénients du corset, qui déforme la taille des femmes et les dispose à toutes les affections que peut engendrer la gêne de la circulation, de la digestion et de la respiration, comme les apoplexies, les syncopes, les hypertrophies, la phthisie, etc. Il n'est pas une des pauvres victimes de la coquetterie et de la mode qui ne sache tout ce que nous pourrions lui dire à ce sujet; et cependant, il est bien peu de personnes qui aient le courage de préférer la conservation de leur santé, le soin même de leur existence aux exigences de leur vanité. Chose à peine croyable! il n'est pas une mère qui ne sacrifie l'avenir et le bonheur de sa fille à cette coutume barbare!

Les mêmes observations s'appliquent aux coiffures, qu'on devra choisir légères afin d'éviter les congestions au cerveau. Il sera bon, par le même motif, de s'habituer à ne pas porter de coiffures trop chaudes et à rester la tête découverte dans les lieux fermés, usage non moins conforme à la santé qu'aux convenances.

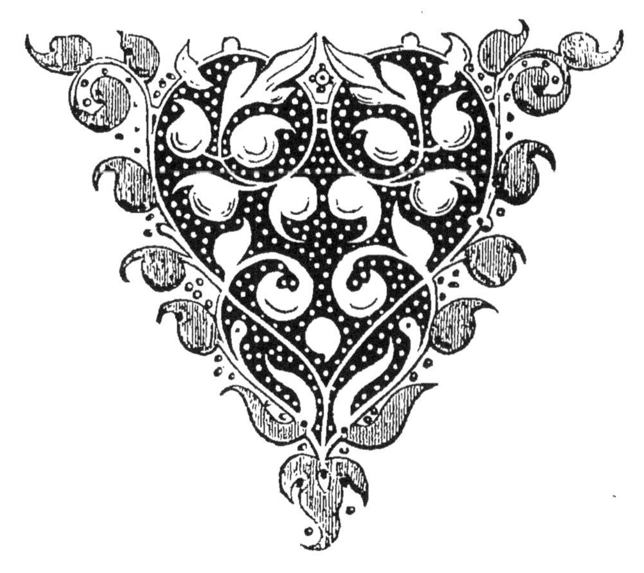

CHAPITRE V.

PROPRETÉ. TOILETTE.

LA propreté peut être considérée comme la base fondamentale de l'hygiène, puisque sans elle la santé devient absolument impossible. On pourrait, jusqu'à un certain point, à la faveur d'une bonne constitution et d'un heureux concours de circonstances, échapper aux maladies en violant les règles que nous avons indiquées pour l'habitation et le vêtement; on succomberait infailliblement en s'écartant trop complétement de celles de la propreté. Aussi l'avons-nous constamment recommandée en principe dans les précédents chapitres. Nous ne nous occuperons ici que de la propreté corporelle, c'est-à-dire des soins à donner à sa personne.

La nécessité de se laver pour empêcher l'obstruction des pores de la peau, et le danger de ce résultat, sont éloquemment démontrés par une simple expérience :

lorsqu'on enduit d'un vernis tout le corps d'un animal quelconque, il finit, au bout d'un temps plus ou moins long, par périr asphyxié.

Presque tous les animaux ont un penchant naturel à se baigner ; un grand nombre ont également reçu de la nature le talent de la natation. Bien que l'homme leur soit inférieur en ce point, et qu'il n'acquière cet art que par l'étude, le bain n'en est pas moins un agent hygiénique d'une grande utilité. Quelques religions, chez les peuples méridionaux, en ont fait une pratique de dévotion et l'ont rendu obligatoire pour leurs sectateurs.

Les bains ont une action différente, indépendante de la propreté qui en résulte, selon la température à laquelle on les prend. Les bains froids, c'est-à-dire pris l'été dans les rivières, à une température de 15 à 25 degrés, conviennent aux jeunes gens, aux individus robustes et bien portants. Ils donnent du ton aux muscles, de la souplesse à la peau, impriment à toutes les fonctions du corps une activité nouvelle, et déterminent pendant les chaleurs une sensation de fraîcheur et de bien-être durable. Il ne faut cependant pas trop les prolonger, surtout si l'on ne se livre pas à l'exercice de la natation, qui contribue à entretenir la circulation du sang et la chaleur vitale. Les bains de mer ont des propriétés plus toniques encore que les bains de rivière.

Il faut éviter de se mettre à l'eau quand on est très-échauffé et que le corps est en moiteur ; on doit, dans ce cas, se sécher complétement en restant quelques instants peu vêtu sur le rivage ; on se trouvera bien ensuite de plonger immédiatement et complétement dans l'eau ; une immersion subite ne laisse pas le temps de sentir l'impression toujours pénible du froid, qui, en se prolongeant, refoule le sang des extrémités inférieures vers le cerveau.

Les eaux stagnantes, comme les marais, les étangs de peu d'étendue, sont plus pernicieuses qu'utiles, par suite de leur impureté et du grand nombre de matières corrompues qui s'y trouvent mêlées; les rivières elles-mêmes peuvent être malfaisantes à la suite des orages qui en troublent la limpidité.

Une précaution capitale et qui s'applique indistinctement à tous les bains, c'est de ne s'y plonger que lorsque l'estomac est parfaitement libre, ce qui suppose toujours un intervalle de trois ou quatre heures après le dernier repas.

Les bains chauds se prennent à une température de 25 à 30 degrés. En général ils doivent, pour être vraiment hygiéniques, produire une sensation de fraîcheur lorsqu'on y entre; un bain trop chaud cause des sueurs abondantes et augmente la chaleur normale du corps; il peut être employé par la médecine comme moyen thérapeutique, mais il aurait des effets fâcheux dans les circonstances ordinaires. L'effet du bain tiède est d'assouplir la peau, de reposer les membres et de calmer le sang; il est très-utile à la suite de veilles prolongées ou de grandes fatigues. Il est indispensable, lorsqu'on sort d'un bain chaud, de se vêtir avec soin pour éviter l'action de l'air à laquelle on est alors très-sensible; aussi est-il préférable de se baigner le soir et de se coucher ensuite, parce que le corps se sèche complétement pendant le sommeil qui répare ainsi les forces perdues.

L'usage trop fréquent des bains tièdes aurait pour effet d'énerver le corps et de le rendre trop impressionnable aux influences atmosphériques; on les remplace par des ablutions partielles. Les soins de propreté journaliers consistent dans des lotions sur les mains, les bras, le visage et le haut du corps. Il est bon de n'employer pour ces lavages que l'eau froide en toute saison, excepté pourtant dans les très-grands froids, où l'on peut y ajouter un peu d'eau tiède ; on se trouvera bien de se laver toujours à grande eau, au lieu de se servir d'un linge mouillé qui n'opère qu'un lavage imparfait. L'eau pure, avec l'emploi du savon blanc, dit de Marseille, est ce qu'il y a de meilleur.

Certaines personnes ont contracté dès longtemps l'habitude de prendre chaque matin, en toute saison, un bain d'eau froide, et il en résulte pour elle des effets toniques extrêmement salutaires. Mais les tempéraments faibles ne sauraient supporter ce régime.

Il faut éviter de se mouiller la tête fréquemment, et, lorsqu'on croit devoir lui faire subir un nétoyage complet, se sécher parfaitement avant de s'exposer au grand air. L'usage d'imprégner d'eau ses cheveux dispose aux migraines et peut occasionner une calvitie précoce.

La propreté des pieds est de la plus haute importance pour la santé ; il faut se les laver au moins une fois ou deux par semaine afin qu'ils n'exhalent aucune odeur désagréable. Les personnes qui transpirent abondamment dans cette partie du corps doivent y donner un soin tout particulier. Il faut toujours, sauf dans l'extrême chaleur de l'été, se servir d'eau chaude et s'essuyer parfaitement, car il est dangereux de conserver les pieds humides.

La propreté de la bouche et la conservation des dents qui la garnissent ne sont pas moins indispensables aux conditions de la santé ; la pureté de l'haleine et la parfaite mastication des aliments ne s'obtiennent qu'à ce prix. Ici, c'est encore à l'aide des moyens les plus simples qu'on arrive aux résultats les plus satisfaisants. Repoussez toutes les poudres dentifrices, les opiats et autres ingrédients dont vous ignorez la composition : brûlez sur le coin de votre cheminée un morceau de papier; imbibez d'eau pure une brosse très-douce, que vous tremperez ensuite dans le résidu de la combustion ; voilà tout ce qu'il faut pour entretenir la bouche dans un état parfait de propreté sans qu'on ait à craindre d'irriter les gencives ni d'attaquer l'émail.

Une cause fréquente de destruction pour les dents, c'est l'habitude d'y introduire des épingles ou d'autres corps durs pour expulser les matières qui s'y sont logées pendant la mastication; on ne doit employer à cet usage que des substances flexibles, comme la corne ou la plume, et prendre garde d'offenser les gencives. Il faut aussi se garder de boire frais lorsqu'on vient de manger chaud : le passage subit d'une température élevée à une beaucoup plus basse exerce sur les dents une funeste influence.

L'entretien de la chevelure, celui des ongles des mains et des pieds ont une égale importance. Les cheveux doivent être aérés fréquemment, effet qu'on obtient en les demêlant matin et soir. On peut les assouplir de temps en temps par l'emploi modéré de quelque pommade de bonne qualité dans laquelle n'entrent point de parfums trop pénétrants, qui bientôt se confondraient avec la transpiration de la tête et se changeraient en une odeur fétide, insupportable pour ceux qui la respirent et nuisible aux personnes mêmes qui l'occasionnent. Les cheveux ne doivent point être fortement tordus ni liés trop étroitement, et l'on devra toujours leur rendre leur liberté pendant la nuit. La meilleure coiffure de nuit consiste en un réseau dont les mailles laissent circuler l'air et s'exhaler les produits de la transpiration.

Les eaux de senteur, les pommades, les cosmétiques employés pour la toilette ont toujours plus d'inconvénients que d'avantages. Les personnes que la coquetterie porte à en faire usage ne se doutent pas que ce motif devrait les leur faire rejeter, et que le meilleur, le plus sûr moyen de conserver à la peau toute sa fraîcheur, c'est de n'y rien faire que de l'entretenir, avec de l'eau fraîche, dans un état constant de propreté. Pour qui sait avec quelle facilité la peau absorbe les matières grasses ou volatiles, il est indubitable que l'emploi souvent réitéré des pommades et des liquides alcoolisés ou acides équivaut à la longue à une véritable médication, toujours nuisible lorsqu'elle n'est pas commandée par un état morbide particulier. Les huiles obstruent les pores et empêchent la transpiration de s'opérer librement; les vinaigres et autres acides corrodent la peau, et la plupart des substances qu'on fait entrer dans les eaux parfumées produisent prématurément l'effet destructeur du temps qu'on cherche à conjurer. Nous ne dirons rien des fards ni des teintures pour colorer la barbe et les cheveux; les personnes qui ont recours à de pareils procédés n'ont pas le droit de se plaindre des accidents dont elles sont tôt ou tard affligées.

CHAPITRE VI.

ALIMENTATION.

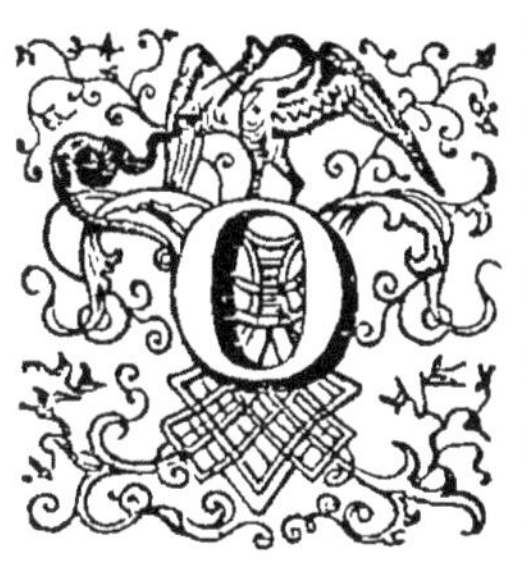

N donne le nom d'*aliment* à toute substance qui constitue une nourriture. L'objet de l'alimentation est de réparer les pertes de toute nature qu'éprouvent les tissus ou d'augmenter leur volume par l'assimilation de nouvelles molécules.

On comprend, d'après cette définition, qu'un aliment doit contenir tous les éléments qui entrent dans la composition de nos organes afin que ceux-ci y puisent les matières nécessaires à leur entretien et à leur renouvellement. Les substances étrangères à l'organisme qui peuvent s'y trouver combinées, soit naturellement, soit artificiellement, ne peuvent qu'en accroître inutilement le volume sans que l'économie en tire aucun profit.

Les animaux ont la faculté de reconnaître, soit à

l'odorat, soit à la seule inspection, les substances qui conviennent à leur estomac. L'homme ne doit pas être dépourvu de cet instinct en naissant; seulement cette faculté s'émousse et s'éteint chez lui parce qu'elle n'est pas exercée, la connaissance des objets qu'il acquiert par l'éducation le dispensant d'en faire une épreuve continuelle.

Cependant cet instinct naturel n'est pas absolument détruit : le goût, sentinelle vigilante, lorsqu'il est prudemment consulté, est un bon conseiller, quoiqu'il n'offre certainement pas des garanties complètes dans la vie civilisée, où nous le plions à accepter des aliments qu'il refuserait sans doute à l'état de nature; néanmoins ses avertissemenis ne doivent jamais être dédaignés.

L'homme a la faculté de se nourrir indistinctement de substances végétales ou animales. Nous ne discuterons pas si ces dernières lui sont indiquées par son instinct ou si c'est par une sorte de dépravation de son goût et de ses appétits qu'il en est venu à tuer des animaux pour les manger. Quoi qu'il en soit, dans l'état actuel des choses et par suite des modifications que lui a fait éprouver l'état social, l'usage de la viande doit être considéré comme indispensable. Le but de l'alimentation étant de transformer l'aliment en chair vivante, il est facile de s'expliquer la supériorité de la viande sur les végétaux, puisqu'elle offre à nos organes les principes mêmes dont ils sont formés, et qu'ils n'ont plus qu'à se les assimiler par la digestion. Tous les animaux terrestres présentent entre eux une composition chimique élémentaire à peu près semblable. La nature, qui, au moye d'un très-petit nombre d'éléments primitifs, est parvenue à répandre une incalculable variété dans ses productions, a gardé le secret des différences d'aspect et de goût qu'on remarque entre les diverses espèces, et qui sont dues à des influences mystérieuses, inexplicables.

Les climats et les différences de température exercent une grande influence sur l'alimentation. Les peuples méridionaux se contentent d'une nourriture presque exclusivement végétale, peu substantielle et en quantité qui paraîtrait insuffisante aux peuples du Nord. Aussi la nature déploie-t-elle dans les pays chauds une magnificence et un luxe de végétation extraordinaires. Les peuples septentrionaux, au contraire, se nourrissent abondamment et font de la chair leur principal aliment. La Providence a encore prévu cette nécessité en dotant ces contrées de riches pâturages, qu'elle a refusés aux précédentes.

Cette répartition naturelle n'est point due au hasard : les Groenlandais et les Esquimaux recherchent surtout les graines et boivent à plein verre l'huile qu'ils retirent des poissons à la capture desquels ils consacrent la plus grande partie de leur vie, et leur corps, saturé de ces deux substances, qui en ferment hermétiquement les pores, peuvent résister aux atteintes d'un froid excessif.

Dans les contrées méridionales, les liqueurs alcooliques ou fermentées sont presque toujours exclues par les religions, dans un but évidemment hygiénique ; dans le Nord, l'eau-de-vie est d'un usage universel, et ses effets y sont beaucoup moins funestes que dans les climats chauds. Grâce à notre situation intermédiaire, aucune interdiction formelle ne nous atteint, et notre participation à l'un et à l'autre régime nous permet et nous enjoint même une agréable variété dans notre manière de vivre. La nature nous oblige seulement à la modération dont le climat de notre patrie peut paraître l'heureux symbole.

Les meilleures conditions d'une bonne alimentation sont, en France et dans les autres pays tempérés, un mélange d'aliments végétaux et animaux. Un régime exclusivement composé de viandes ou seulement d'herbes et de légumes amènerait dans l'économie des perturbations fâcheuses, le dernier ne fournissant point aux organes une assez grande quantité de sucs réparateurs, et le premier produisant au contraire, par son abondance même, des inconvénients non moins redoutables.

Les boissons font également partie de l'alimentation; elles sont principalement destinées à apaiser l'irritation interne qui se manifeste par la soif et à pourvoir à la réparation des matières aqueuses de l'économie. Les boissons fermentées contiennent en outre des principes nutritifs et jouissent de propriétés particulières dont nous dirons quelques mots dans un chapitre spécial.

Enfin, l'homme fait usage de certaines substances qui n'ont aucune qualité nutritive et dont la destination est de corriger ou de modifier la nature des aliments, de stimuler l'énergie de l'estomac, enfin de flatter seulement le goût; on les appelle *condiments.* Nous en parlerons plus loin.

On ne saurait déterminer d'une manière uniforme la quantité d'aliments qui convient à chaque individu, la nature ayant établi sous ce rapport des différences considérables; on doit se régler sur l'appétit, qui varie souvent chez le même homme. Il faut cependant observer que les gros mangeurs, dont on cite des exemples vraiment incroyables, ne sont devenus ainsi esclaves de leur propre estomac que par des habitudes insensiblement contractées dans leur jeunesse, et dont il faut tâcher de préserver les enfants en ne satisfaisant pas aveuglement à leurs exigences. En général, la consommation d'un homme adulte bien portant (aliments et boissons compris) est de deux kilogrammes par jour; mais, encore une fois, cette quantité peut varier considérablement d'homme à homme et chez le même individu à différentes époques de la vie.

L'hygiène doit donc se borner à recommander à chacun indistinctement la plus grande sobriété, quelle que soit sa consommation habituelle. Tel homme qui mange un kilogramme de pain à son repas, si cette quantité lui est nécessaire, est sobre relativement à celui qui se force pour en manger une demi-livre. La sobriété est toujours la grande recette des personnes qui parviennent à un âge très-avancé, et si les cas de longévité sont rares parmi les gens riches, c'est que leur table, toujours converte de mets exquis, les sollicite à consommer plus que la nature n'exige et les porte aux excès. Les savantes préparations inventées par l'art culinaire dans le but de flatter la sensualité, ne sont pas moins funestes, et le meilleur cuisinier n'est que le plus habile des empoisonneurs.

Un précepte très-important, c'est de bien mâcher les aliments. Des personnes qui, par précipitation ou par habitude, mangent trop brusquement, s'exposent à des indigestions et à des affections graves de l'estomac. On a de nombreux exemples de malades dont les facultés digestives se sont complétement rétablies par l'observation scrupuleuse de cette prescription.

Il ne faut pas s'obstiner à user de certaines substances auxquelles on a reconnu une influence fâcheuse sur la constitution; mais il ne faut pas non plus se laisser aller à des antipathies déraisonnables contre certains mets d'un usage général. Les parents ne doivent pas céder complaisamment aux caprices de leurs enfants lorsqu'ils refusent de manger telle ou telle viande, tel ou tel légume, par le seul motif qu'*ils n'aiment pas ça* : ce n'est point leur goût qui leur inspire ces répulsions, mais leur seule imagination, à laquelle il ne faut pas trop se soumettre.

Nous allons passer rapidement en revue les principaux aliments qui servent à la nouriture de l'homme, en commençant par le règne animal. Nous constaterons surtout leurs qualités nutritives, leurs propriétés dominantes et les altérations auxquelles ils sont sujets; nous signalerons aussi quelques-unes des falsifications que la cupidité des marchands peut leur faire subir. Cependant, nous n'insisterons pas sur ce dernier sujet, bien qu'il soit très-important, parce que les procédés au moyen desquels on arrive à découvrir la fraude ne sont pas à la portée de tout le monde; nous les indiquerons seulement toutes les fois qu'on pourra les employer d'une manière facile et peu coûteuse. Le plus sûr, lorsqu'on a des soupçons sur la pureté d'une denrée, est de la soumettre à un chimiste, à un pharmacien, qui, par l'emploi de quelques réactifs, constatera la présence des matières étrangères qu'on y aurait introduites. Heureusement les progrès de la science rendent chaque jour plus rares ces odieuses altérations dont les auteurs ne craignent pas de sacrifier la santé publique à un misérable intérêt d'argent.

On peut à peu près déterminer ainsi qu'il suit l'ordre de *digestibilité* dans lequel se présentent les viandes que l'on consomme communément, en faisant remarquer toutefois qu'il n'y a rien d'absolu, et que de nombreuses exceptions, dépendant de la constitution particulière des individus, aussi bien que de leurs habitudes, doivent trouver place à côté de cette règle.

1° Le poisson de mer et d'eau douce;

2° La volaille;

3° Le gibier;

4° Les crustacés;

5° Le veau;

6° L'agneau;

7° Le bœuf;

8° Le mouton;

9° Le porc.

Les viandes exposées à l'air libre se décomposent et deviennent impropres à la consommmation. Cependant des expériences nombreuses et concluantes ont démontré qu'à part la répugnance bien naturelle qu'inspire l'ingestion d'une substance corrompue, ces viandes une fois cuites n'offrent aucun inconvénient pour la santé. Quelques animaux même, et notamment le gibier, exigent un commencement de putréfaction qui les rend plus tendre et plus digestibles. Il n'en est pas de même des mets qui se gâtent après leur cuisson; ils peuvent causer des accidents graves aux personnes qui les mangent en cet état. Il faut donc agir avec prudence quand on achète des aliments cuits, et s'assurer, par une minutieuse inspection, que leur préparation ne remonte pas à un temps éloigné. Ce sont surtout les ragoûts et les sauces qui s'altèrent promptement et qui présentent aussi le plus de dangers. Les viandes sèches sont moins corruptibles et leur consommation moins pernicieuse.

Le mode ou le degré de cuisson des viandes n'est pas indifférent: il exerce une très-grande influence sur leurs qualités respectives. Les viandes rôties ont une saveur plus prononcée et des propriétés nutritives plus grandes, sous un même volume, que celles qui ont été bouillies dans l'eau; cela est facile à comprendre, puisque ce dernier agent se charge d'une partie des sucs animaux et s'introduit à leur place dans les tissus d'où il les a expulsés. Mais en revanche, on obtient, par ce moyen, un degré de cuisson beaucoup plus complet, la macération, la désagrégation des fibres musculaires, la dissolution des tissus et des tendons capables de former de la gélatine et de transmettre au liquide les propriétés savoueuses et nutritives de la chair elle-même. C'est ce que l'on nomme le *bouillon.*

Le bouillon de bœuf, le seul qui ait chez nous une véritable importance, est un aliment des plus salubres ; il a l'avantage de communiquer une saveur et un arôme agréables à des substances peu sapides par elles-mêmes, comme le pain, les pâtes, etc. La supériorité de l'eau de rivière sur les eaux de puits et de sources, que nous aurons occasion de constater plus tard, se retrouve à un haut degré dans la confection du bouillon.

Une manière de préparer rapidement un bon bouillon, et qui peut être d'un grand secours dans certaines circonstances où le temps est précieux, consiste à découper la viande, dépouillée de sa graisse, en morceaux très-menus ou même hachée, à la délayer ensuite dans l'eau froide qu'on élève lentement jusqu'à l'ébullition, en la débarrassant de l'écume à mesure qu'elle se forme et en y ajoutant du sel comme à l'ordinaire. On obtient ainsi, au bout de quelques minutes d'une légère ébullition, un bouillon plus fort et plus aromatique que par les procédés usuels.

Le porc salé forme la base des meilleurs repas de nos

paysans. L'usage des salaisons de bœuf commence aussi à s'introduire dans quelques-unes de nos provinces; elles nous viennent de certaines contrées de l'Amérique méridionale où la race bovine est très-nombreuse et vit à l'état sauvage. Bien que cette alimentation ne soit pas tout à fait sans inconvénients, surtout si on l'adoptait trop exclusivement, on doit considérer cette innovation comme heureuse dans des contrés où le prix trop élevé de la viande fraîche en interdit l'usage à beaucoup de pauvres gens.

Le veau, quoique très-sain et très-digestible, ne convient cependant pas indistinctement à tous les estomacs. Il est nuisible et peut même occasionner des accidents graves lorsqu'il est trop jeune et que sa chair n'a pas encore de consistance.

Le mouton offre un aliment très-nourrissant, un peu excitant, très-propre aux estomacs vigoureux et aux personnes robustes. Comme il contient sous un petit volume beaucoup de sucs réparateurs, les convalescents doivent en manger avec modération. L'agneau est d'une digestion plus facile; mais comme tous les jeunes animaux, il a la chair molle et un peu visqueuse.

Le porc a la chair dense et fort résistante; elle est de difficile digestion, mais très-nourrissante et convient bien aux personnes qui se livrent à des travaux actifs et à des exercices violent, surtout en hiver et dans les pays du Nord. Les qualités bonnes ou mauvaises qu'elle possède à l'état frais se retrouvent encore en partie lorsqu'elle est salée; mais il est une forme sous laquelle les personnes prudentes devront n'en user qu'avec une extrême modération; nous voulons parler de la *charcuterie*. Beaucoup de maladies, des délabrements et des faiblesses d'estomac ont pour origine l'abus de cet aliment, d'un si grand usage à Paris, par suite de la facilité avec laquelle on se procure instantanément les éléments d'un mauvais repas. Hormis le lard et le jambon, qui entrent utilement dans l'alimentation concurremment avec les légumes, il faut, autant que possible, s'abstenir des préparations épicées qu'on fait subir à la chair de porc, dont les propriétés naturellement échauffantes sont encore augmentées.

Le gibier, le lièvre, le chevreuil, etc., fournissent un aliment exquis des plus nourrissants; il doit sa digestibilité aux principes aromatiques qui parfument la chair des animaux sauvages et à un commencement de décomposition que les vrais gourmets lui font subir. Cependant un usage exclusif et prolongé du gibier ne serait pas sans danger, à cause même de la richesse de ses éléments nutritifs. Le lapin, malgré sa ressemblance physique avec le lièvre, a des qualités très-différentes ; sa chair nourrit peu, mais elle est très-digestive ; rôtie elle convient aux convalescents ; on en peut faire un bouillon léger.

Comme tous les animaux, les oiseaux élevés en domesticité perdent leur caractère naturel et acquièrent des propriétés différentes de ceux qui vivent en liberté. Les oiseaux sauvages sont généralement plus estimés pour leur goût. Nous ne nous en occuperons pas parce qu'ils ne constituent jamais une nourriture habituelle.

Le coq et la poule, lorsqu'ils sont jeunes, fournissent un aliment des plus agréables. Le dindon, quoiqu'un peu plus ferme, a des qualités à peu près semblables, ainsi que le pigeon qui est en outre un peu échauffant. L'oie et le canard sont loin d'être aussi digestibles; mais la première est une précieuse ressource dans les ménages, où l'on recueille sa graisse pour accommoder les légumes.

Le poisson, comme on l'a vu plus haut, est en général d'une digestion facile; cette qualité est même applicable sans exception à tout le poisson d'eau douce, dont plusieurs espèces sont, en outre, recherchées par leur goût et leur délicatesse.

Si quelques viandes ont besoin d'être faisandées et acquièrent par la fermentation des qualités nouvelles, il en est tout autrement du poisson qui, sous le double rapport du goût et de la salubrité, exige la plus parfaite fraîcheur.

Comme toutes les chairs, le poisson devient plus rebelle à l'estomac lorsqu'il est salé, mais ne présente néanmoins aucun inconvénient pour les personnes en bonne santé. On mange encore plusieurs coquillages, tels que les escargots, les moules et les huîtres. Ces dernières ne doivent pas être offertes trop légèrement aux malades, moins à cause de leur peu de digestibilité que parce qu'elles sont saturées d'une grande quantité de sel qui peut devenir nuisible. Les écrevisses de mer ou homards sont pesants et indigestes; celles de rivière au contraire se digèrent facilement.

L'œuf est un aliment très-sain, éminemment réparateur et nutritif. Il en doit être ainsi puisqu'il contient tous les principes nécessaires à la composition des tissus de l'animal qu'il est destiné à former. Tous les œufs d'oiseaux se mangent: mais ce sont ceux de poules qui défraient surtout la consommation. Ils sont excellents sous toutes les formes que l'art du cuisinier varie à l'infini. Cependant, pour qu'ils soient parfaitement digestibles, il est indispensable que le blanc et le jaune soient bien mélangés ; cette condition est parfaitement remplie dans l'omelette.

Les œufs, pour être salubres, doivent être frais pondus; on reconnaît cette qualité à leur transparence et à leur poids, qui diminue à l'air libre par l'évaporation qui se fait à travers la coquille.

On peut aussi considérer le lait comme un aliment complet, puisqu'il suffit à la nourriture des animaux pendant le premier âge. Il est cependant insuffisant pour l'homme fait, dont il ne réparerait que très-imparfaitement les forces ; il n'est même pas également bien admis par tous les estomacs. Les préparations qu'on fait subir au lait sont connues sous le nom de fromages ; ceux-ci ont des qualités différentes, selon qu'ils sont frais, salés ou *faits;* les premiers sont rafraîchissants et conviennent dans les chaleurs de l'été ; les fromages faits sont plus nourrissants, mais ils échauffent beaucoup et il ne faut pas en faire abus. La crême battue donne le beurre, l'une des substances les plus précieuses de l'économie domestique et des plus usitées dans les préparations alimentaires usuelles. Le lait est excellent pour les enfants, les femmes, les personnes d'une santé délicate, d'une constitution sèche et nerveuse.

Il est regrettable qu'il soit exposé, de la part de ceux qui le débitent, à des altérations frauduleuses ; la moins coupable consiste à y ajouter de l'eau ; c'est aussi la moins facile à constater ; elle est d'ailleurs tellement usitée, surtout dans les villes, qu'il est presque impossible d'y remédier ; on en reconnaît l'existence à une nuance bleuâtre qui n'existe pas dans le lait pur, d'un blanc un peu jaunâtre,

Le beurre subit aussi de nombreuses falsifications, mais

peu nuisibles, telles que le mélange de quelque substance colorante destinée à lui donner une plus belle apparence; un œil un peu exercé distingue facilement le beurre naturel de celui qui doit à des procédés industriels sa couleur dorée. Quant aux matières étrangères ayant pour but d'augmenter frauduleusement le poids, on les reconnaît en faisant fondre au bain-marie un morceau de beurre suspect : elles se précipitent au fond du vase.

Le règne végétal fournit à l'homme une alimentation plus variée, mais moins substantielle que le règne animal : il faut une consommation bien plus considérable en volume pour produire un égal résultat. Cependant, non-seulement il est indispensable d'admettre les végétaux dans sa nourriture, mais si l'on devait nécessairement opter pour un régime exclusif, c'est à ceux-ci qu'on devrait donner la préférence. Les habitants de quelques contrées de l'Asie se nourrissent presque exclusivement de plantes ; mais ces peuples sont si faibles et si faciles à dominer, qu'ils sont tous soumis à des nations étrangères bien inférieures en force numérique ; encore usent-ils d'œufs et de laitage qui font partie du règne animal.

La nourriture végétale convient particulièrement aux tempéraments nerveux, aux nourrices, aux personnes sédentaires.

Au premier rang des végétaux dont nous tirons notre subsistance sont les céréales, et parmi celles-ci le blé. Le pain, qu'il sert à fabriquer, est en effet l'aliment le plus répandu chez l'espèce humaine. C'est aussi l'un des plus sains, des plus nutritifs et des plus complets, quoiqu'il soit insuffisant et qu'il faille l'associer à des substances plus riches pour obtenir des résultats satisfaisants. Mais il jouit au plus haut degré de cet avantage,—qui sans doute l'a fait préférer universellement en Europe comme base de l'alimentation,—de n'altérer le goût d'aucune des substances auxquelles on l'associe et de leur laisser à toutes leurs qualités respectives. La condition indispensable pour que le pain soit bon et salubre, c'est de n'employer que de la farine bien purifiée de toute matière étrangère; dans les campagnes, où l'on mêle une certaine quantité de seigle au froment pour former un pain, qui d'ailleurs est savoureux et très-nourrissant, on laisse quelquefois l'ergot, appelé vulgairement *dent de loup*, qui, lorsqu'il s'y trouve en forte proportion, peut occasionner des convulsions, la gangrène des membres et même la mort.

Le pain doit être bien cuit; mais il ne doit pas être mangé chaud ni trop tendre, parce qu'en cet état il est indigeste; le pain rassis est le plus convenable et a le meilleur goût. Trop vieux, il perd une grande partie de ses qualités nutritives. Cet inconvénient est peu à craindre dans les villes, où on le trouve toujours à point chez les boulangers; mais dans les campagnes où chaque famille prépare elle-même son pain, on en fait des quantités considérables et pour un temps assez long, ce qui l'expose à des altérations préjudiciables à la santé. Il est prudent de ne pas lui faire dépasser le terme d'une semaine et de le tenir dans un lieu aéré et très-sec.

Nous ne parlerons pas ici des falsifications du pain, qui n'ont lieu que dans les grandes villes, malgré la surveillance active exercée par l'autoritée, falsifications assez difficiles du reste à constater.

L'orge, le sarrasin, le maïs se mélangent assez heureusement au froment dans des proportions variables pour former du pain. Toutes les farines de ces céréales, délayées dans le lait, composent en outre des bouillies très-nourrissantes et dont on fait usage dans plusieurs localités. On prépare encore avec la farine de blé diverses pâtes, semoule, vermicelle, macaroni, etc.; le tapioca, le sagou, le salep sont des fécules exotiques douées de bonnes qualités alimentaires, mais auxquelles on prête des propriétés médicinales au moins exagérées. Elles sont pour la plupart imitées avec la fécule de pommes de terre · le seul inconvénient de cette falsification est de faire vendre le produit au-dessus de sa valeur.

On a beaucoup exagéré les qualités nutritives du riz, fondées sur ce que des populations asiatiques en font leur nourriture exclusive; ce qui n'est d'ailleurs point exact. Ces peuples font du riz la base de leur alimentation; mais ce n'est pas à l'exclusion de toute autre substance. C'est comme si on disait que les Français vivent exclusivement de pain. Le riz, quoique très-sain et très-digestible, est assez peu nourrissant, et pour qu'il pût suffire à l'alimentation dans nos climats, il faudrait qu'un homme bien portant en consommât des quantités énormes. Nos céréales, sous ce rapport, lui sont bien supérieures. L'opinion si répandue, que le riz a la propriété de resserrer le ventre, n'est pas moins erronée ; l'eau de riz possède des qualités à peu près semblables à l'eau d'orge, qui offre de plus l'avantage du bon marché.

Après les céréales, le végétal le plus important est sans contredit la pomme de terre; sa fécondité, sa rusticité, ses qualités nutritives doivent la faire considérer comme un des plus utiles produits de l'agriculture. Mais l'expérience de ces dernières années, qui s'est faite surtout aux dépens de la malheureuse Irlande, dont les habitants se sont trouvés tout à coup plongés dans la plus horrible détresse par suite de la maladie de ce tubercule, a prouvé qu'il ne faut pas compter sur une seule production, et que la variété des cultures est une garantie plus complète contre les disettes.

La pomme de terre est trop pauvre en matières azotées et grasses pour constituer à elle seule un bon aliment; mais elle abonde en fécule amylacée, et en l'associant à des substances d'une composition différente, comme la viande, elle est d'un très-bon usage. Elle convient mieux aux jeunes gens qu'aux veillards, à qui elle cause des aigreurs pendant la digestion.

Les graines légumineuses (haricots, fèves, pois secs, lentilles, etc.) sont, parmi les aliments végétaux, ceux qui présentent le plus de substance nutritive; mais toutes ces graines ont l'inconvénient d'être enveloppées d'une écorce épaisse et résistante qui en rend la digestion laborieuse et même impossible pour les estomacs faibles et les convalescents. En vert, ces légumes ont beaucoup plus de délicatesse, sont plus faciles à digérer, mais sont loin d'être aussi nourrissants.

Nous n'entrerons pas dans l'énumération des qualités particulières aux nombreux légumes qui alimentent nos tables; chacun a pu en apprécier les effets par l'expérience, qui est toujours le guide le plus sûr. On peut dire en thèse générale que tous végétaux dont l'usage est journalier sont sains et conviennent, à peu d'exceptions près, à tous les tempéraments, sous la réserve de n'en pas faire une nourriture exclusive, surtout pour les personnes dont la profession exige un grand déploiement de forces physiques.

Les fruits ne constituent pas un aliment, et la recommandation que nous venons de faire au sujet des légumes leur est à bien plus forte raison applicable. Crus, ils flattent agréablement le goût et conviennent généralement à toutes les personnes bien portantes; mais pour cela, il faut qu'ils soient dans un état de parfaite maturité, et encore ne doit-on en user qu'avec modération. Quelques fruits jouissent cependant du privilége de pouvoir être mangés avec excès sans occasionner d'accidents sérieux : ce sont le raisin, la cerise et les groseilles à grappe. Tous les autres sont plus ou moins malfaisants lorsqu'on en fait abus; les uns, comme la prune et quelques espèces de poires, parce qu'ils sont d'une difficile digestion; les autres, comme l'abricot, la pêche, le melon, parce qu'ils sont très-froids et disposent aux fièvres intermittentes; on devra prévenir cet effet en buvant, après avoir mangé de ces fruits, un peu de bon vin pur qui réchauffe l'estomac; il en est de même des framboises et des fraises, qu'il faut toujours associer au sucre et à quelque stimulant, vin ou eau-de-vie. La plupart des fruits d'été sont rafraîchissants et salutaires à cette époque de l'année, où le corps a moins besoin d'aliments substantiels et excitants que pendant l'hiver. Mais nous ne saurions le recommander trop instamment, gardez-vous avec soin de fruits trop inférieurs en qualité, et surtout de ceux qui ne sont pas parfaitement mûrs. C'est avec un sentiment vraiment pénible que les personnes expérimentées voient, sur les ponts et les places, ces monceaux de fruits, si toutefois on peut donner ce nom à des végétations avortées, dont l'abondance séduit les enfants et ceux qui font plus de cas de la quantité que de la qualité. On ne saurait croire combien l'ingestion de ces produits lourds et acerbes fait chaque année de victimes et prédispose aux graves affections épidémiques qui font depuis quelque temps dans notre pays de si abondantes moissons d'hommes. Dans plusieurs villes de province l'autorité exerce une surveillance active sur les fruits exposés dans les marchés, et s'oppose à la vente de ceux qui lui paraissent préjudiciables à la santé publique; nous sommes surpris que l'édilité parisienne, si vigilante et si soucieuse de tout ce qui touche à la salubrité, ne déploie pas à cet égard une plus grande sévérité.

Les propriétés nuisibles que nous venons de signaler disparaissent par la cuisson. Les fruits cuits, avec addition de sucre, constituent pour les repas intermédiaires et comme supplément d'une nourriture plus substantielle, un aliment agréable et sain, d'autant plus précieux qu'ils se conservent en cet état très-longtemps, et sont pendant l'hiver une précieuse ressource.

Il serait à désirer que l'usage des conserves de fruits s'introduisît plus généralement dans les campagnes, où on en laisse perdre des quantités considérables faute de pouvoir les consommer pendant leur saison.

On se sert encore de substances qui doivent exercer une très-grande influence sur les organes par leurs qualités particulières, et dont, pour cette raison, nous devons dire quelques mots; ce sont les *condiments*; ils entrent comme assaisonnement dans les préparations culinaires. Leurs propriétés nutritives sont nulles, mais elles stimulent les organes du goût, ceux de la digestion et activent les diverses fonctions de l'économie. Employés avec modération, les condiments ne peuvent avoir que des effets utiles; malheureusement bien des personnes en font un abus qui est une cause fréquente de maladie. C'est surtout en hygiène qu'on trouve à faire l'application de la fable des *Paysans* qui, pour arroser leurs champs désolés par une longue sécheresse, font déborder le fleuve et perdent leurs récoltes par une inondation.

Le condiment le plus important, le plus universellement répandu, c'est le sel. C'est aussi le seul qui soit vraiment indispensable. Il rend agréable au goût une foule d'aliments qui sans lui paraîtraient insipides. Beaucoup d'animaux le recherchent et son usage communique à leur chair des qualités particulières. Toutefois l'emploi du sel dans l'alimentation doit être réglé avec modération; l'excès en serait nuisible et déterminerait de graves désordres dans l'économie. Pris en petite quantité, il exerce une action salutaire sur les organes digestifs; à haute dose il trouble, par une excitation exagérée, les fonctions de ces mêmes organes et les prédispose à des inflammations dont l'issue est souvent fatale.

Le sel est en outre un puissant antiseptique, et il est employé à ce titre, pour la conservation d'une foule de substances alimentaires, notamment la chair des animaux. On n'est pas éloigné d'admettre qu'il a sur les êtres vivants des propriétés conservatrices analogues: cette opinion se fonde avec assez de raison sur l'immunité dont certains animaux soumis à un régime salin ont paru jouir pendant les épizooties meurtrières.

Plusieurs plantes légumineuses doivent à leur acidité d'entrer dans presque tous les assaisonnements; ce sont l'oignon, le poireau, le persil, l'ail, le thym, le laurier, l'estragon, etc., qui communiquent un parfum aromatique aux substances avec lesquelles on les mélange. On peut les considérer comme de véritables condiments, et on doit les employer avec mesure.

Il faut également user avec une grande réserve des divers végétaux confits dans le vinaigre, ainsi que du vinaigre lui-même. Ces préparations (cornichons, capres, piment, etc.), dont les enfants et les jeunes gens sont si friands, réunissent le double inconvénient de fruits à peine formés joints à une liqueur qui, lorsqu'elle atteint un certain degré de concentration, est un acide violent.

Les champignons sont une sorte de condiment alimentaire, dont le pouvoir nutritif est à peu près nul. Il est vraiment regrettable que cette classe de végétaux ait pour beaucoup de personnes un attrait si vif et qu'on n'abandonne pas définitivement un aliment qui n'a aucune propriété bienfaisante et qui en possède une foule de nuisibles. On sait que les journaux ont fréquemment à enregistrer la fin tragique de familles entières empoisonnées par les champignons.

Tout le monde connaît l'effet des sinapismes, qui consistent en farine de moutarde appliquée sur quelque partie du corps; il est facile de se figurer ce que doit produire cette substance, associée au vinaigre, sur les membranes minces et vives de l'estomac avec lesquels elle demeure longtemps en contact. Ce sont de véritables sinapismes que s'appliquent intérieurement les personnes qui font de la moutarde un usage immodéré. Est-il besoin de dire qu'à la longue un tel excitant devient infailliblement l'origine de graves maladies, le plus souvent incurables?

Nous en dirons autant de toutes les épices, poivre, girofle, cannelle, etc., productions d'un climat ardent et qui doivent à cette influence leurs propriétés irritantes. Toutes ces substances ne peuvent être mêlées impunément qu'en très-petite proportion à nos aliments, et il vaudrait mieux encore les en exclure tout à fait.

Il nous reste à dire quelques mots d'un condiment qui, contrairement aux précédents, peut être consommé sans danger en quantité presque illimitée; nous voulons parler du sucre. Un préjugé populaire lui attribue une action irritante, préjugé aussi absurde que celui qui accuse le sel d'engendrer la pierre.

Bien qu'il soit peu substantiel et nutritif par lui-même, le sucre communique aux substances auxquelles on le mélange des propriétés fortifiantes et digestives. Il entre, par ce motif, dans la composition d'une foule de conserves et de préparations économiques, et nous verrons à l'article des boissons qu'il peut, dans bien des cas, être d'une immense ressource pour cette importante partie de l'alimentation. Il est regrettable qu'une législation en harmonie avec les besoins de la population ne permette pas, par un abaissement sensible du prix, que les classes pauvres, et surtout les habitants des campagnes, puissent faire un plus fréquent emploi de cette utile denrée. La santé publique en éprouverait sans doute une notable amélioration.

Pour tempérer ces éloges, justes d'ailleurs, nous nous empressons d'ajouter qu'il ne faut pas consommer le sucre sous sa forme cristalline, et qu'on doit en borner l'emploi à l'adoucissement des substances plus ou moins liquides auxquelles il peut s'allier. A ce sujet nous donnerons aux mères de famille un conseil de la plus haute importance : Éloignez de vos enfants, comme une chose funeste, les bonbons de toutes sortes qui, outre l'inconvénient d'user les dents comme une meule, ont encore celui de dégrader l'estomac par les liqueurs qu'ils contiennent et les couleurs dont on les orne.

Les anciens remplaçaient le sucre par le miel; il est

une foule de cas où cette substitution ne peut avoir lieu sans désavantage. On attribue au miel des vertus laxatives qui le font préférer pour sucrer les tisanes rafraîchissantes.

Avant de terminer ce chapitre, nous dirons quelques mots d'une classe d'aliments aromatiques et sucrés qui entrent en proportion considérable dans le régime nutritif des populations, surtout dans les grandes villes; nous voulons parler du chocolat, du café et du thé.

Le chocolat est une préparation alimentaire dont la base est l'amande de cacao broyée et convenablement mélangée avec le sucre et quelques aromates. L'analyse de cette substance démontre qu'elle est très-riche en azote et en matière grasse, qu'elle renferme en outre de l'amidon, et qu'ainsi elle doit être douée d'une grande puissance nutritive. Délayé dans du lait et pris le matin comme repas d'attente, le chocolat ne peut produire que de bons effets. Les falsifications qu'on lui fait subir n'ayant pour objet que d'en abaisser le prix, on peut s'en garantir en employant des chocolats de choix. Ces altérations, en général, ne consistent d'ailleurs qu'en une addition de farine et ne peuvent avoir d'effets malfaisants.

Le café, originaire d'Arabie, nous vient actuellement de plusieurs points de l'Amérique et de l'Afrique, notamment des Antilles, de la Guyane et de l'île Bourbon. Cette graine, que tout le monde connaît, est d'abord torréfiée, puis réduite en poudre et ensuite infusée dans de l'eau bouillante. C'est le produit liquide de cette infusion que l'on consomme sous le nom de café.

Les effets de cette boisson, prise pure, ont été diversement appréciés; les uns y ont vu un excitant dangereux, les autres un stimulant utile. Nous nous rangeons, avec le plus grand nombre et les autorités les plus compétentes, à cette dernière opinion. Le café, contrairement aux boissons alcooliques qui causent l'ivresse et une stupéfaction générale des organes, procure d'agréables sensations. Il a de plus la propriété, précieuse dans bien des cas, de suppléer, jusqu'à un certain point, la nourriture; on peut, avec l'aide du café à l'eau, réduire passagèrement la quantité d'aliments rigoureusement indispensable, sans en être sensiblement incommodé. Il paraît retarder ainsi, sans leur nuire, les fonctions digestives de l'estomac et diminuer les déperditions de l'organisme.

Il est bien entendu que l'on ne doit s'attendre à des bons effets de l'usage du café qu'à la condition de n'en point faire abus. D'ailleurs, comme toutes les organisations diffèrent les unes des autres et que tel aliment qui convient à celles-ci peut être défavorable à celles-là, c'est à chacun à se guider sur l'expérience et à admettre ou rejeter une substance qui n'est pas d'un emploi indispensable, et sans laquelle on vit très-bien et en parfaite santé.

Quoi qu'il en soit, nous croyons qu'il serait à désirer, sous tous les rapports, que l'usage du café, à Paris surtout, s'introduisît davantage parmi les classes peu aisées, et nous verrions avec plaisir l'habitude de prendre en famille ou dans un lieu convenable, une modeste demi-tasse, se substituer à celle de l'ignoble canon ou du petit verre consommé sur le comptoir du marchand de vin.

Autant l'usage du café pur est inoffensif, dans la plupart des cas, autant celui si répandu pourtant du café au lait produit des effets désastreux. Les personnes qui en usent habituellement et qui en font même la base de leur premier repas, s'abusent sur ses propriétés réelles, et pensent qu'il les nourrit parce qu'il éteint pour un temps souvent très-long la sensation de la faim, qui se ferait sentir plus tôt si elles n'avaient pris qu'une égale quantité d'aliments d'une autre nature. Cette erreur est préjudiciable à la santé, et en se renouvelant chaque jour peut donner lieu à de nombreux désordres.

Une précaution à prendre dans la préparation du café noir, c'est de le faire seulement traverser par l'eau bouillante, qui se charge ainsi suffisamment de l'arôme de cette graine. En le faisant bouillir avec le marc on obtient une décoction amère et désagréable pour les palais délicats, et qui en outre a des propriétés nuisibles. La chicorée est également malfaisante et ne remplace le café auquel on la substitue que pour la couleur.

Nous dirons peu de chose du thé, qui est beaucoup moins usité chez nous que le chocolat et le café. Pris en légère infusion, il peut être très-utile dans les cas de mauvaise digestion et à la suite d'un repas un peu copieux. Il faut éviter d'en contracter l'habitude, car il ne produit plus alors aucun effet. Le *spleen*, sorte de mélancolie particulière aux Anglais, est attribué avec une apparence de raison, par quelques personnes, à l'usage abusif du thé.

BOISSONS.

On donne le nom de boissons aux liquides qu'on introduit dans l'estomac pour réparer les pertes occasionnées par les sécrétions fluides et pour favoriser la digestion des aliments.

L'eau est le liquide par excellence; elle est répandue

dans la nature avec une immense profusion. Elle entre comme base dans la composition de toutes les boissons et peut au besoin les suppléer toutes ; prise pure, elle étanche parfaitement la soif, humecte et rafraîchit les organes qu'elle baigne, et délaie les aliments qui, sans son concours, ne pourraient être digérés. Unie à d'autres substances, soit intimement, comme dans le suc des fruits, soit par un simple mélange, comme dans la bière et les diverses boissons artificielles, elles possède, outre ses propriétés naturelles, celles de la substance à laquelle elle est associée et qui, le plus souvent, lui donne de l'énergie par le travail de la fermentation.

L'eau pure, pour être saine, doit être aérée ; celle qui a bouilli est rendue indigeste parce qu'elle ne contient plus d'air. L'eau la plus salubre, la plus douce, celle enfin qui doit avoir la préférence lorsqu'on peut choisir, est l'eau de rivière qui a coulé longtemps à l'air libre. Les eaux de source viennent ensuite; enfin ce n'est qu'en dernier lieu et à défaut de toute autre qu'il faut se résoudre à faire usage de l'eau de puits, qui est sensiblement défavorable à la santé comme à certains usages domestiques, tels que le savonnage et la cuisson des légumes, par suite de la grande quantité de sels calcaires qu'elle contient.

Quant aux eaux stagnantes des mares dont on fait usage dans quelques campagnes, est-il besoin de dire que ces cloaques impurs, remplis de débris végétaux et animaux, où vivent des myriades d'insectes, des légions d'animalcules qui contribuent encore à les putréfier, sont pour ceux qui y puisent leur boisson journalière une cause permanente de maladie. L'eau des citernes est également impure et insalubre.

Les caractères qui font reconnaître une bonne eau potable sont les suivants : elle doit être limpide, fraîche, incolore, sans odeur, sans saveur. Cette eau dissout le savon sans former de précipité, et cuit bien les légumes secs.

Les eaux provenant des neiges fondues ont été pendant lontemps accusées d'insalubrité; bien que cette réputation ait trouvé récemment d'habiles contradicteurs, qui ont nié notamment l'influence de ces eaux sur le développement du crétinisme et de certaines affections goitreuses, on fera bien de s'en abstenir toutes les fois qu'on le pourra.

Comme l'eau, et surtout celle de rivière, tient toujours en suspension un assez grand nombre de matières organiques qui en altèrent la pureté, il serait conforme à la salubrité aussi bien qu'à la propreté d'avoir dans tous les ménages des fontaines filtrantes et de ne boire que de l'eau purifiée par ce moyen facile et peu coûteux.

L'eau doit être bue à la température ordinaire, c'est-à-dire à 7 ou 8 degrés au moins au-dessus de zéro. L'eau très-froide, introduite dans l'estomac, y occasionne une contraction nerveuse, qui peut nuire à la digestion et donner lieu aux plus graves accidents, surtout si l'on a très-chaud. Lorsqu'on est tourmenté par la soif, il faut de plus, autant que possible, ajouter à l'eau quelque substance étrangère, vin, eau-de-vie, vinaigre, ou du sucre, et ne boire que par petites gorgées, afin d'humecter suffisamment le gosier, dans les membranes duquel un passage trop rapide laisserait subsister l'impression si pénible de la soif. L'eau tiède et sucrée active la digestion.

Nous n'avons pas à nous occuper ici des eaux minérales, dont l'examen et les applications sont du ressort de la médecine proprement dite. Il en est de même des eaux gazeuses naturelles et artificielles. Cependant l'eau de Seltz est devenue dans ces derniers temps d'un usage si général que nous devons en dire quelques mots. Cette boisson pétillante est considérée comme très-salubre et a l'avantage de se mêler au vin sans en affaiblir la saveur et le parfum autant que le ferait l'eau simple; elle rafraîchit mieux et est très-agréable à prendre pendant l'été. On sait du reste qu'à l'aide d'appareils peu coûteux on la prépare à très-bas prix.

Au premier rang des boissons fermentées se place le vin, d'un usage si universel dans notre pays, qui en produit à lui seul 40 millions d'hectolitres, dont la valeur dépasse 500 millions de francs.

Toutes les variétés de raisin contiennent à peu près les mêmes principes, mais en quantités différentes; ceux qui dominent dans les bons vins sont l'alcool, le sucre, des matières colorantes, des huiles essentielles auxquelles ils doivent leur bouquet.

Tout le monde connaît les bienfaisants effets d'un vin naturel et généreux sur l'économie. Pris modérément et avec des aliments solides, il exerce une excitation utile, surtout sur les personnes qui se livrent à de pénibles travaux, les vieillards et les estomacs débiles. Les jeunes gens et les individus sanguins doivent y ajouter beaucoup d'eau ; du reste cette modification est favorable à tout le monde.

Nous ne parlons ici que des vins rouges ordinaires, dits vins de ménage; les vins fins ou de dessert participent plus ou moins des propriétés des liqueurs, dont nous dirons plus loin quelques mots.

Le cidre est le jus fermenté qu'on extrait des pommes ou des poires ; moins riche en alcool que le vin, il est aussi moins énergique et constitue une boisson acidulée, agréable et salubre. Les populations qui en font un usage continuel, en éprouvent de bons effets ; cependant, quand on n'y est pas accoutumé, il faut en user très-sobrement, car, dans ce cas, il détermine souvent des coliques et des purgations fatigantes. Le cidre de poires, pris en excès, cause une dangereuse et persistante ivresse.

La bière, qui s'obtient par la fermentation de l'orge cuite et des cônes de houblon, doit à ces deux substances ses propriétés nourrissantes et toniques. Cette boisson, lorsqu'elle est de bonne qualité, est saine et rafraîchissante ; elle étanche bien la soif, mais elle agit énergiquement sur les voies urinaires. Aussi ne convient-elle pas aux personnes affectées dans ces organes.

On fait dans les ménages, avec des fruits secs ou avec diverses substances végétales et du sucre, des boissons rafraîchissantes, agréables au goût et remplaçant avantageusement l'eau pure ; mais elles n'ont que peu ou point de qualités nutritives. Nous croyons néanmoins qu'on nous saura gré de faire connaître la composition d'une de ces boissons, qui peut être très-utile dans les années où les recettes de vin ou de cidre sont insuffisantes. Voici la recette pour trente litres environ :

Eau.	28	litres.
Sucre commun	1	kilogramme.
Raisin sec *id*..	500	grammes.
Pommes tapées	200	*id.*
Genièvre	100	*id.*
Houblon	10	*id.*

On ajoute quatre ou cinq poires fraîches, coupées en morceaux, on renferme le tout dans un tonneau, et on laisse fermenter pendant quinze jours, au bout desquels on soutire le liquide ; on le met s'il est possible en bouteille. Cette boisson très-agréable et très-salubre, revient à un peu moins de dix centimes le litre.

Au moyen de la distillation, on retire du vin, du cidre et d'un grand nombre de végétaux, l'alcool qu'ils renferment en quantités variables. C'est l'alcool affaibli qui donne l'eau-de-vie, base de toutes les liqueurs. Nous n'avons pas à énumérer les effets salutaires des spiritueux sur l'économie : ils n'en ont aucun ; hormis quelques cas très-rares où une petite quantité de bonne eau-de-vie peut opérer dans l'estomac une excitation utile, toutes les liqueurs alcooliques sont plus ou moins nuisibles selon leur force et l'abus qu'on en fait. Tout le monde connaît les déplorables effets de l'ivresse, l'état de folie et d'abrutissement dans lequel elle plonge les malheureux qui s'y livrent habituellement, non-seulement pendant qu'ils sont sous sa funeste influence, mais encore dans les intervalles de leurs grossières satisfactions. Ces effets sont encore plus désastreux quand ils sont dus à un amour immodé de l'eau-de-vie et des boissons spiritueuses. C'est alors un véritable empoisonnement physique et moral. On conçoit difficilement qu'on ait vu une fois en sa vie un ivrogne et qu'on le devienne ensuite.

A la suite des substances alimentaires, nous croyons devoir mentionner quelques agents condimentaires qui, bien qu'imparfaitement absorbés, exercent néanmoins sur la santé générale une influence marquée. Beaucoup de peuples ont contracté l'habitude de mâcher, sans les avaler, diverses substances qui agissent sur les glandes salivaires et produisent dans la bouche une sensation de chaleur et d'irritation ; tels sont le gingembre, le piment, le bétel et surtout le tabac. Cette dernière production, qui s'est si universellement propagée dans notre pays, a, de quelque manière qu'on en use, une influence fâcheuse sur la santé. L'habitude de fumer prédispose aux affections cérébrales, et l'on peut avoir une idée du funeste effet que le tabac ainsi employé produit sur le système nerveux quand on observe les troubles qu'il détermine dans la santé d'un individu qui fume pour la première fois. Les effets sont bien plus marqués chez ceux qui mâchent le tabac ; il n'est pas rare d'observer en eux des troubles marqués et très-opiniâtres dans la digestion, ce qui se conçoit : car la salive imprégnée de jus de tabac est avalée par eux en certaine quantité, et cette plante est un poison des plus actifs. Le priseur est soumis aux mêmes accidents, ce qui s'explique par ce fait qu'une partie du tabac aspiré est porté dans l'arrière-gorge, et entraîné jusques dans l'estomac par la déglutition. On observe souvent chez les priseurs une variété de coryza suraigü et très-opiniâtre.

Mais l'usage du tabac est tellement enraciné chez nous aujourd'hui qu'il est à peu près inutile d'en énumérer les qualités nuisibles, et nous n'espérons pas que tous nos raisonnements le feront abandonner par ceux qui en ont contracté l'habitude. Nous nous bornerons à recommander une grande modération dans l'emploi de cette substance dangereuse; elle peut même, à cette condition, exercer sur certaines organisations un effet utile.

CHAPITRE VII.

EXERCICE.

L'EXERCICE, sous ses diverses formes, est commandé par l'hygiène. L'inaction absolue, si elle était possible, aurait sur l'organisme les effets les plus désastreux; elle engendre le rachitisme, l'atrophie des membres, la paralysie générale, et amène la fin prématurée de l'individu, comme on a pu le constater dans les cas de séquestration criminelle dont les tribunaux ont quelquefois retenti.

Au contraire, le mouvement est un puissant auxiliaire de la santé; il fortifie le corps, entretient l'appétit, active la circulation du sang et maintient une douce chaleur dans l'économie; il contribue puissamment au développement de l'intelligence et à la netteté des idées. Le mouvement ne doit être interrompu que lorsque le repos est imposé par la nature elle-même, dans les cas extrêmes de maladies graves ou pour la réduction des os fracturés.

Mais l'exercice immodéré produit des effets diamétralement opposés à ceux que nous venons d'indiquer; il donne lieu à des courbatures, trouble le sommeil et l'intelligence, et cause, s'il se renouvelle trop souvent, l'amaigrissement, le dépérissement et un épuisement mortel. Il faut, au moment où nos forces commencent à s'épuiser, cesser d'agir et se livrer au repos ou au sommeil, dont nous parlerons dans le chapitre suivant.

La gymnastique est pour la jeunesse un puissant moyen d'action; nous ne parlons pas ici des exercices compliqués qui constituent une véritable science, mais de la gymnastique naturelle, comme le saut, la course, etc. Le mouvement est indispensable aux enfants, qui éprouvent le besoin de développer leurs forces, et de dépenser en action l'exubérance de vie dont ils sont doués. Nous recommandons aux parents de ne pas interdire à leurs enfants,—sous prétexte de les rendre de bonne heure raisonnables, ou pour se garantir de l'importunité de leurs ébats,—les jeux actifs qui contribuent à leur santé; il est toujours dangereux de les en priver. Les exercices qui mettent le plus d'organes en action, comme le saut à la corde, le cerceau, la paume, le volant et jusqu'aux éclats de voix, sont ceux qui produisent les meilleurs effets.

La natation a tous les avantages de la gymnastique ordinaire; elle offre, en outre, celui de maintenir toujours le corps à une température modérée et de ne jamais donner lieu à ces transpirations abondantes si dangereuses lorsqu'on agit avec une grande énergie.

L'équitation, l'escrime, la danse, sont également des passe-temps utiles. Mais il est rare que le dernier n'ait pas, pour ceux qui s'y livrent, plus d'inconvénients que d'avantages : les bals qui, par une funeste coutume, ont lieu aux heures que l'on devrait consacrer au repos, et dans des salles fermées, où l'air est vicié par la respiration et par les lumières, sont plus souvent la cause d'une foule de maladies résultant de la fatigue et des brusques refroidissements, que l'occasion d'un exercice modéré et bienfaisant.

Enfin, le plus simple de tous les exercices, celui qui convient à tous les âges et aux deux sexes indistinctement, c'est la marche. Rien ne surpasse en bons effets une promenade faite à pied chaque jour. Une course le matin dans la campagne, quand la nature se réveille, que l'air est imprégné des parfums de la végétation, cause de vives et douces jouissances, inconnues aux habitants des villes, et procure pour le reste du jour un bien-être incomparable. Les promenades du soir, après le dernier repas, sont très-favorables à la digestion. On estime qu'il est nécessaire à l'entretien de la santé de parcourir chaque jour à pied et en plein air une distance d'environ quatre ou cinq kilomètres.

Les moyens que nous venons d'énumérer et qui ont pour but d'entretenir l'activité du corps, s'adressent plus particulièrement aux personnes qui, par la nature de leurs occupations, mènent une vie sédentaire, et surtout aux femmes qui, retenues chez elles par les soins du ménage, vivent beaucoup trop renfermées et doivent à leurs habitudes casanières la plupart des indispositions qui les affligent. Il existe, pour le plus grand nombre des hommes, un genre d'exercice, le plus varié, le plus salutaire de tous lorsqu'il n'est pas outré : c'est le travail. Nous l'avons dit : tout être animé a besoin de mouvement et d'agitation pour entretenir le jeu naturel et régulier des organes ; aussi voyons-nous les animaux libres obéir à cette impulsion, les oiseaux en sautant constamment de branche en branche, les quadrupèdes sauvages en parcourant les plaines pour y chercher leur subsistance ; mais l'homme, parqué dans des villes, gêné par des obligations et des servitudes de toutes sortes, ne peut se livrer avec la même indépendance à l'impulsion qu'il reçoit de la nature et qui l'excite, comme tous les autres êtres, à user de la faculté qu'il a de se mouvoir et d'agir. A quel agent inconnu, à quelle influence secrète s'adressera-t-il pour conjurer le repos forcé auquel le condamne son état social ? Au travail ; cette activité perpétuelle dépensée sans but par l'animal, il l'emploiera à se procurer un bien-être que la vie sauvage ne saurait lui offrir ; il s'assurera d'abord une sécurité parfaite contre les bêtes féroces, ses ennemis directs, puis contre les privations et la faim qui le menacent sans cesse lorsqu'il laisse au hasard le soin de sa substance et qu'il n'a pas songé, par une sage prévoyance, à s'assurer l'avenir.

Le plus grand nombre des professions manuelles, par la variété des mouvements qu'elles nécessitent, et qui exigent le concours de tous les membres, sont dans les conditions les plus favorables à un juste équilibre de toutes les forces du corps humain. Dans quelques métiers qui commandent une attitude immobile ou l'emploi presque exclusif d'un seul membre, les ouvriers subissent des déformations sensibles de certaines parties du corps, qui dépérissent lorsqu'elles sont condamnées à l'inaction, et qui prennent au contraire un développement anormal lorsqu'elles sont employées à un excessif déploiement de forces. On conjurera cet effet si l'on s'applique à donner aux parties faibles, en dehors du travail habituel, le mouvement qui leur manque. Enfin il existe malheureusement des industries qui ont sur la santé une influence des plus funestes. Des écrits spéciaux faits par des hommes compétents ont instruit les classes laborieuses des moyens de conjurer, du moins en partie, les effets meurtriers de l'exercice de certaines professions. Nous n'insisterons pas sur ce sujet, que nous ne pourrions pas traiter avec l'étendue qu'il comporte, et nous nous bornons à faire des vœux pour que la science et l'industrie fournissent des procédés nouveaux qui préservent infailliblement de tout danger ces hommes intrépides qu'une triste nécessité contraint à compromettre leur santé et leur vie pour être utiles à la société

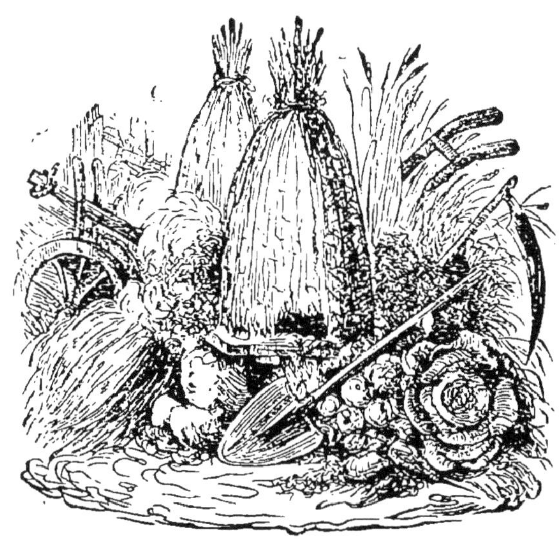

CHAPITRE VIII.

REPOS. SOMMEIL.

Le repos est indispensable à tous les êtres animés; il arrive un moment où l'action devient pénible, où le corps éprouve une souffrance générale ou partielle qui sollicite l'individu à s'arrêter et qui augmente au point de devenir intolérable si l'on continue à se mouvoir. Tout le monde sait qu'à la suite d'une marche rapide ou d'un travail actif le corps entre en transpiration ; quelque besoin de repos qu'on éprouve, il ne faut pas cesser brusquement d'agir en cet état, surtout si l'on est dans un endroit frais, de crainte qu'un refroidissement instantané ne cause une perturbation fâcheuse. Il faut ralentir graduellement le pas si l'on marche, s'agiter plus modérément selon la nature des efforts qu'on doit faire, et ne s'arrêter complétement que lorsque la grande chaleur du corps est calmée. On évitera surtout, malgré l'attrait perfide qu'ils offrent en pareil cas, les lieux frais et humides ou même les ombrages trop touffus, ainsi que les bancs de pierre, en un mot tous les endroits dont la température est beaucoup plus basse que celle du corps.

Le sommeil est le repos le plus complet que nous puissions goûter; c'est un besoin non moins impérieux que celui de boire et de manger; on peut le retarder plus ou moins longtemps par l'action de la volonté, mais on ne peut totalement s'en affranchir. Les personnes qui luttent fréquemment contre le sommeil, ou que leurs occupations ou leurs habitudes forcent à l'interrompre et à le rendre incomplet s'exposent, par l'irritation qui en résulte dans tout l'organisme, à des maladies graves.

Plus le sommeil est calme et profond, plus il est réparateur; pendant cet état d'insensibilité apparente, les organes internes continuent cependant leurs fonctions ordinaires, mais avec moins d'énergie; il est même favorable à la digestion, qui s'opère alors avec calme et régularité; mais pour que ces effets bienfaisants soient obtenus, il faut que tout l'être jouisse d'une tranquillité et d'une sécurité parfaites, que l'esprit surtout ne soit agité d'aucune crainte, tourmenté d'aucun remords. C'est là surtout que l'on sent tout le prix d'une bonne conscience, et que le malheureux qui a perdu cette paix précieuse de l'âme comprend combien est intime son alliance avec le corps, qui ne peut goûter le repos lorsqu'elle en est privée. Les passions, quand elles sont puissamment exaltées, n'ont pas une influence moins désastreuse sur le sommeil.

Le besoin de dormir est très-impérieux dans l'enfance;

ce besoin diminue à mesure qu'on avance en âge; les vieillards dorment fort peu.

Généralement les femmes dorment plus que les hommes, et les personnes faibles et nerveuses plus que les individus robustes et vigoureux.

Le sommeil ne doit être ni trop court ni trop prolongé; dans le premier cas, le repos n'est pas complet et la fatigue persiste après le réveil; dans le second, on éprouve un engourdissement, une pesanteur accablante qui affectent aussi bien l'intelligence que le corps. Quoique le temps à consacrer au repos varie pour chaque individu suivant l'âge et la constitution, on peut considérer l'espace de six à sept heures comme très-convenable pour un adulte bien portant. Il est des personnes à qui deux ou trois heures suffisent.

La température a une action marquée sur le sommeil; on y est plus disposé pendant les grandes chaleurs et dans les climats méridionaux que lorsque l'air est frais. Le froid excessif provoque aussi le sommeil; mais il est alors dangereux de s'y livrer, car lorsqu'on s'endort en cet état, on est à peu près assuré de ne plus se réveiller. La plupart des malheureux qu'on trouve morts de froid sur la neige, dans les montagnes ou dans les champs, pendant les hivers rigoureux, ont été victimes d'un sommeil auquel ils n'ont pas su résister.

La nature a indiqué la nuit comme le moment le plus favorable au repos; les plantes elles-mêmes obéissent à cette loi presque universelle; aussi se trouvera-t-on bien de s'y conformer en se couchant de bonne heure et en se levant de même; dans nos climats l'inégalité des jours empêche de prendre le soleil pour guide, et l'heure du coucher peut être arbitrairement fixée selon les occupations ou les goûts des personnes et le besoin qu'elles ont de repos; mais les habitudes matinales sont des plus favorables à la santé. Les gens riches qui intervertissent pour leurs réceptions, leurs soirées, leurs bals, l'ordre naturel, et font de la nuit leur jour, payent du délabrement de leur santé et souvent d'une partie de leur existence les plaisirs malsains qu'ils s'obstinent à chercher dans la fumée des bougies et l'air vicié des salons. A l'heure où ils vont s'ensevelir dans leurs alcoves soigneusement fermées pour intercepter les rayons du soleil, l'ouvrier diligent respire l'air pur du matin qui rafraîchit et vivifie ses organes et donne à tout son être une vigueur nouvelle. Le repos qu'on prend pendant le jour n'est jamais aussi réparateur que celui de la nuit; il convient aussi de laisser un intervalle de quelques heures entre le dernier repas et le coucher. Le sommeil qui suit immédiatement le dîner expose à des rêves pénibles, au cauchemar et à d'autres accidents résultant d'une digestion laborieuse.

Nous avons fait connaître à l'article *habitation* les conditions hygiéniques dans lesquelles doit se trouver le lit; nous ajouterons seulement ici la recommandation d'aérer le plus possible tout ce qui dépend du coucher. Les célibataires qui par insouciance ou par paresse ne font leur lit qu'à plusieurs jours d'intervalle ne savent pas combien cette négligence est préjudiciable à la santé. Il ne faut cependant pas trop s'empresser de réparer son lit; il est préférable de le tenir entièrement découvert pendant quelques heures pour laisser baigner complètement les matelas et les couvertures par l'air extérieur, qu'il faut faire circuler largement dans la chambre à coucher.

Nous avons dit dans le précédent chapitre que le

travail est une des meilleures manières de prendre de l'exercice, et nous en avons inféré que l'ouvrier laborieux est dans les meilleures conditions hygiéniques sous ce rapport. Mais, comme toute chose, le travail doit être modéré pour avoir sur la santé une heureuse influence ; un labeur excessif entraîne les effets funestes que nous avons signalés en parlant de la fatigue. Cette loi du travail et du repos alternatif est si important que Dieu lui-même a pris soin de l'enseigner et d'en régler les phases de la manière la plus avantageuse et la plus salutaire. En effet, la division des semaines en six jours de travail et un jour de repos est celle que l'expérience a démontrée être la plus judicieuse et la plus harmonique avec notre nature. Mais pour être vraiment efficace, il faut que ce jour du dimanche soit réellement consacré au repos et qu'on ne l'emploie pas à des plaisirs bruyants ou à des fêtes bachiques cent fois plus fatigants que le travail même. C'est de la funeste habitude d'employer le dimanche, au travail, ou ce qui est pis encore, à la débauche qu'est née la coutume non moins regrettable de *faire le lundi*, si répandue à Paris et dans les grandes villes; la lassitude résultant soit du travail, soit des excès de la veille détourne ceux qui s'y sont livrés de reprendre leurs occupations journalières ; l'oisiveté les entraîne de nouveau au cabaret, et leur fait ainsi perdre, outre la dépense qu'ils y font, le salaire qu'ils manquent à gagner. L'exemple de l'artisan laborieux et rangé qui passe paisiblement cette journée au sein de sa famille, qui fête le dimanche par l'accomplissement si facile de ses devoirs religieux, par une promenade salutaire dans les beaux jours et par quelque petit *extra* qui n'attente en rien aux règles de la tempérance, et joyeusement accompli en commun parmi ceux qu'il aime, cet exemple, disons-nous, est bien fait pour être suivi. Cette journée, passée dans le calme et dans les satisfactions intérieures, n'est-elle pas aussi flatteuse pour l'esprit que celle qu'on emploie à de grossiers et honteux plaisirs? Quant aux suites, elles consistent pour le premier à reprendre paisiblement ses travaux le lundi, l'esprit et le corps sains, le cœur content, pour les continuer jusqu'au samedi suivant, avec la perspective de consacrer entièrement au soin de son ménage le produit intact d'une semaine laborieuse ; pour le second, à se traîner péniblement à l'ouvrage le mardi, brisé par deux jours de débauche dont il ose à peine repasser les incidents dans sa mémoire, et à rapporter à sa famille un salaire incomplet, sur lequel il lui faut encore prélever sa dépense du dimanche suivant. S'il associe sa femme et ses enfants à ses ignobles jouissances, il aurait tort de se plaindre, et nous n'avons pas de consolation à lui offrir.

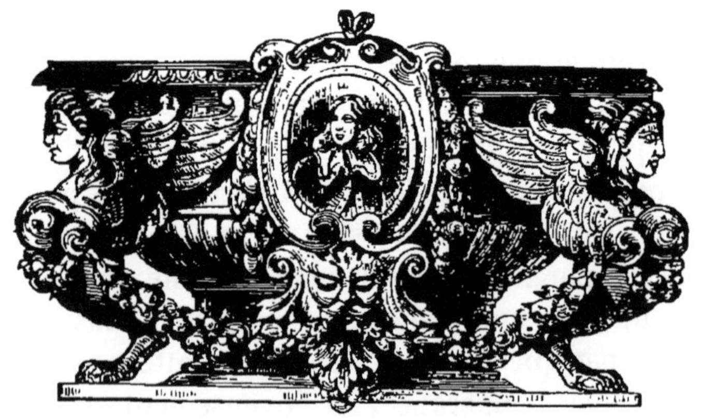

CHAPITRE IX.

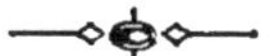

HABITUDES.

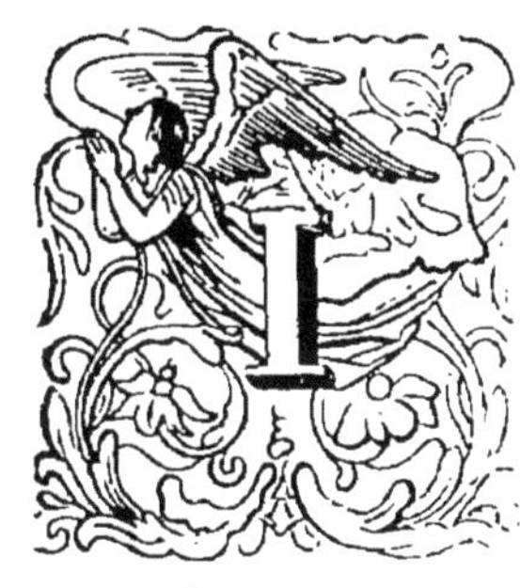

Il est certains usages, certaines coutumes générales ou particulières qui reviennent à des intervalles fixes et dont le retard ou l'empêchement causent une gêne manifeste, quelquefois même une véritable souffrance, c'est ce qu'on nomme des *habitudes*. Il y a des personnes qui contractent des habitudes avec une facilité déplorable : il suffit qu'elles fassent régulièrement une chose plusieurs jours de suite pour souffrir si elles la discontinuent. On observera toujours que les gens qui subissent facilement la tyrannie de l'habitude sont faibles de caractère, dépourvus de virilité et d'énergie.

Nous avons assez de besoins naturels, sans nous en créer de factices; or les habitudes sont de véritables besoins. Ne faut-il pas être dépourvu de toute sagesse pour s'imposer de gaieté de cœur une sujétion que la coutume rend sans charme dans l'accomplissement et dont la privation doit causer un cruel tourment?

Et puis, n'y a-t-il pas quelque chose de ridicule, nous dirions presque de honteux, à voir la tranquillité, la satisfaction, l'intelligence même d'un homme tenues en échec par la plus infime circonstance qui va compromettre tout à coup le repos de son âme? Voilà un homme troublé, malheureux, qui n'a plus la tête à lui. Que lui est-il arrivé? Un grand malheur, sans doute? Mon Dieu, un accident fortuit, un chat peut-être a renversé sa tasse, et cet être infortuné n'a pu prendre son café. A celui-ci, c'est son thé, à celui-là du tabac, à cet autre... Mais on n'en finirait pas dans l'énumération des habitudes qui constituent à la longue de véritables infirmités, dont il aurait été très-facile de s'affranchir au début, et dont on secouerait même le joug importun en tout temps, si on en avait la ferme volonté.

Une preuve que les personnes qui rejettent sur leur organisation leur facilité à prendre certaines habitudes en dissimulent la véritable cause, c'est-à-dire le défaut de courage pour renoncer à un passe-temps qui leur plaît, c'est qu'elles ne contractent pas des habitudes contraires à leurs goûts, quand même les circonstances leur en auraient imposé pendant longtemps l'usage. On ne voit effectivement pas les malades continuer à prendre les tisanes ou les drogues amères dont ils ont usé journellement pendant une longue maladie; beaucoup d'autres, a qui l'on a conseillé momentanément le café pour opérer une diversion utile, s'en sont créé une habitude et en continuent l'usage lorsque ses effets sont superflus, ou plutôt lorsqu'il est sur eux sans effet.

Craignez surtout de contracter trop fortement les habitudes d'un luxe et d'un bien-être exagérés. Lorsque nous prescrivons de donner quelques soins à l'habitation et au vêtement, c'est que, hormis des cas très-rares d'extrême détresse, qu'on peut considérer comme tout à fait exceptionnels, on peut toujours se procurer ce qui est strictement nécessaire à l'accomplissement de ces préceptes, et que leur négligence peut avoir un effet funeste sur la santé. Il ne faut pas mépriser le bien-être que les productions de la nature nous mettent à même de nous procurer. Mais ce qu'on doit dédaigner ce sont ces précautions frivoles, ces soins exagérés de sa personne qui ne servent qu'à compromettre précisément la santé du malheureux qui s'assujettit aux exigences de la mollesse. Nous ne saurions d'ailleurs trop le répéter : les habitudes ne sont jamais des jouissances; les satisfactions que l'on se procure ainsi régulièrement ne peuvent flatter que dans les premiers temps; elles se transforment ensuite en des besoins impérieux qui ne causent plus que de la gêne et du tourment lorsqu'ils tardent à être satisfaits. Les Sybarites, peuple de l'ancienne Grèce, avaient poussé jusqu'aux dernières limites l'amour du bien être-matériel; ils en étaient venus, dit-on, à se trouver incommodés par les plis des feuilles de rose sur lesquelles ils se couchaient. En acceptant comme réelle cette parabole évidemment métaphorique, n'est-il pas évident que ces gens-là devaient toujours souffrir, car il était impossible que quelques feuilles ne fussent pas pliées sous eux. N'est-il pas triste de voir de nos jours des jeunes hommes forts et vigoureux (ou qui du moins devraient l'être), mais amollis par le luxe et les jouissances physiques, se lamenter comme des enfants lorsqu'une circonstance futile les soumet au plus petit désagrément, les oblige à un léger effort, qui n'en serait même pas un pour un homme sérieux? Une voiture qui leur fait défaut pour rentrer chez eux par une nuit d'hiver, la privation d'eau chaude pour leur toilette, une paille, un rien qui les blesse, voilà des gens au désespoir. Habituez-vous et accoutumez de bonne heure vos enfants à supporter gaiement les contrariétés et même les douleurs légères, qui cesseront d'en être lorsqu'elles auront été deux ou trois fois endurées, et ne vous exposez pas à tous les inconvénients et à tous les dangers qui menacent perpétuellement l'être faible et lâche chez qui la prudence a dégénéré en mollesse, et qui ne suit que les impulsions d'une indigne personnalité et d'un méprisable égoïsme.

Il ne nous paraît même pas, quoique nous nous trouvions en cela en opposition avec de savants médecins, qu'une grande régularité dans les fonctions naturelles soit bien favorable à la santé. Cette exactitude méthodique n'est d'ailleurs pas indiquée par la nature, et les animaux libres, qui sont certainement nos maîtres en hygiène parce qu'ils obéissent à des instincts qui ne les trompent jamais, satisfont indistinctement leurs besoins à tous les instants du jour. L'expérience n'a jamais démontré qu'il y eût un inconvénient réel à varier l'heure de ses repas, et cette interversion a même dans quelques cas une influence salutaire. Il est d'ailleurs dangereux, en cela comme en toute chose, de s'astreindre à une très-grande ponctualité, car l'estomac aussi contracte des habitudes, et il est incommode de ne pouvoir déjeuner ou dîner qu'à heure fixe et de n'avoir pas faim si une circonstance imprévue avance ou retarde de quelques instants le repas.

En résumé, les habitudes qui occasionnent une perturbation ou une gêne quelconque, lorsqu'on s'y soustrait, doivent être regardées comme mauvaises; et comme presque toutes les habitudes sont plus ou moins dans ce cas, il résulte de là que l'homme qui tient à son indépendance évitera autant que possible d'en contracter aucune. Cependant nous devons ajouter que, pour renoncer à celles qu'on a prises, on fera toujours sagement de procéder avec précaution et de ne point agir avec brusquerie. Il est possible de réformer les coutumes mauvaises; mais il faut y arriver petit à petit, un jour sur deux, puis deux sur trois, et ainsi de suite, afin de ne point jeter de trouble dans l'organisme, qui, ainsi que nous venons de le dire, prend les plis qu'on lui impose et n'est pas toujours assez flexible pour suivre instantanément les ordres de la volonté. Croirait-on que la suppression brusque d'une longue barbe peut donner lieu à des accidents, et que l'on a vu des coryzas et des odontalgies provenir de cette cause? On aurait prévenu ces accidents, en diminuant graduellement cet ornement avec les ciseaux avant de le supprimer complétement par le rasoir. Nous citons cet exemple entre mille afin d'indiquer aux personnes, dont la dignité s'offense avec raison de l'esclavage auquel les soumet une habitude invétérée, les précautions qu'elles doivent prendre pour s'en affranchir sans compromettre leur santé.

FIN

TABLE.

FIN DE LA TABLE.

PARIS.—IMPRIMÉ CHEZ BONAVENTURE ET DUCESSOIS,
55, QUAI DES GRANDS-AUGUSTINS.